SCIATICA

ALLENAMENTI DI SOLLIEVO

Per Principianti E Anziani

*Esercizi Efficaci Per Alleviare Il Dolore
Cronico E Ritrovare L'indipendenza*

DR. THOMPSON CLARK

Disclaimer

Il design di questo libro è incentrato sulla tua salute e sul tuo benessere. Gli esercizi, i consigli e i suggerimenti hanno lo scopo di aiutarti nel tuo percorso verso una migliore mobilità e sollievo. Tieni presente, però, che ogni persona ha un corpo unico, quindi ciò che si adatta a uno potrebbe non adattarsi a un altro.

Prima di iniziare qualsiasi nuovo regime di fitness, ti consiglio di parlare con il tuo medico, in particolare se hai problemi o preoccupazioni mediche di base. Vacci piano e presta attenzione al tuo corpo mentre procedi, poiché la tua sicurezza viene prima di tutto.

Questo libro non sostituisce la consulenza, la diagnosi o il trattamento medico di esperti; piuttosto, ha lo scopo di potenziarti e ispirarti con strategie di gestione della sciatica. Ti invitiamo a contattare un operatore sanitario autorizzato se hai domande o dubbi sulla tua salute.

Spero che questo libro ti dia l'ispirazione, la spinta e le azioni fattibili di cui hai bisogno per vivere una vita più piacevole e attiva.

Testimonianze dei lettori...

Ecco brevi testimonianze di lettori che hanno ritrovato sollievo e ritrovata mobilità ***"Allenamenti per alleviare la sciatica per principianti e anziani"***

Linda P., Denver

Dopo anni passati ad affrontare il dolore continuo della sciatica, avevo quasi rinunciato a trovare un trattamento non chirurgico. Ho scoperto per caso questo libro e mi ha cambiato la vita. Gli esercizi erano semplici e ho potuto completarli a mio piacimento. Nel giro di poche settimane ho osservato un notevole calo dei livelli di disagio. Ora posso partecipare a cose che credevo non fossero più possibili. Grazie.

Samuel T., Leeds

All'inizio ero titubante perché avevo provato molti allenamenti e terapie diversi per la mia sciatica, ma questo libro mi ha davvero aiutato. La disposizione delle attività le ha rese semplici da seguire, soprattutto per chi ha poca esperienza. Gli allenamenti personalizzati mi hanno aiutato a ripristinare forza e flessibilità e ora posso muovermi senza preoccuparmi di provare dolore. Questo libro ha davvero ripristinato la mia fiducia.

Cheryl R. e Austin

Soffrivo di sciatica da anni, a fasi alterne, e con l'avanzare dell'età la situazione è solo peggiorata. Dopo aver provato gli esercizi di questo libro, ho osservato un miglioramento lento ma significativo. Le osservazioni e i consigli gentili dell'autore mi hanno reso facile stabilire un regime regolare. Ora posso camminare per distanze più lunghe e dormire meglio senza dovermi spostare continuamente per raggiungere una postura comoda.

Oliver W., Birmingham

Questo libro mi è stato consigliato da un'amica che aveva trovato sollievo per la sua sciatica. All'inizio non avevo grandi aspettative, ma gli esercizi sono semplici ed efficaci, soprattutto per qualcuno come me che non ha una storia di fitness. Non riesco a credere quanta differenza abbia fatto, non solo nella gestione del dolore ma anche nel farmi sentire più forte e avere più controllo sul mio corpo. Altamente raccomandato!

Ognuno di questi lettori ha ottenuto un sollievo a lungo termine grazie al metodo sistematico del libro, e i loro racconti dimostrano quanto efficace possa essere questo programma per chiunque soffra di sciatica.

SOMMARIO

SULL'AUTORE

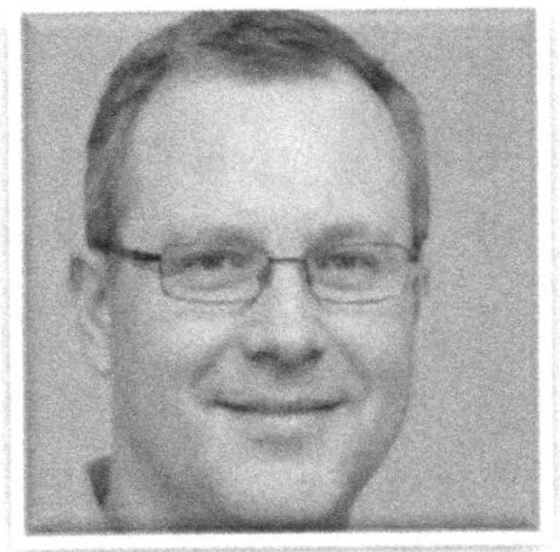

Dottor Thompson Clark è un fisioterapista esperto e specialista in cure geriatriche con oltre 30 anni di esperienza nel lavoro per migliorare la vita delle persone anziane. Il dottor Clark, specialista in mobilità, flessibilità e trattamento del dolore, si è affermato come una figura rispettata nel campo della salute degli anziani, sostenendo approcci non invasivi che aiutino gli anziani a preservare la loro libertà. Il suo desiderio di aiutare gli anziani a rimanere attivi e in salute lo ha portato a creare semplici routine di stretching adatte alle loro esigenze specifiche.

L'istruzione della Dott.ssa Clark include a **_Dottorato in Terapia Fisica (DPT)_** con particolare attenzione all'assistenza geriatrica. All'inizio del suo lavoro, notò un vuoto nell'assistenza sanitaria agli anziani: l'esercizio fisico e la mobilità venivano spesso ignorati a favore di farmaci o interventi chirurgici. In risposta, ha sviluppato programmi individualizzati per gestire il dolore cronico, la flessibilità e la postura, consentendo a persone di tutte le età di godere di una vita soddisfacente e senza dolore. Il suo metodo sottolinea l'importanza di esercizi semplici ed efficaci che chiunque può eseguire, indipendentemente dal livello di forma fisica.

Come autore, il dottor Clark ha scritto molto sulla salute e il benessere degli anziani, rendendo semplici per i suoi lettori concetti medici complicati. I suoi libri e articoli evidenziano i benefici dello stretching e del movimento per le persone anziane, fornendo consigli pratici che gli anziani possono adottare nella loro routine quotidiana. I suoi scritti hanno un pubblico devoto grazie alla sua capacità di spiegare informazioni sanitarie senza compromettere la profondità o l'accuratezza.

Oltre alla sua pratica professionale e alla sua scrittura, il dottor Clark è un importante sostenitore del benessere mentale ed emotivo degli anziani. Incorpora tecniche di consapevolezza e rilassamento nelle sue sessioni di stretching, che aiutano le persone anziane a gestire lo stress e l'ansia migliorando al tempo stesso la loro salute fisica. Il suo approccio olistico enfatizza il legame tra mente e corpo, incoraggiando gli anziani a prendersi cura di entrambe le parti del proprio benessere.

Il dottor Clark è attivo nella sua comunità, offrendo seminari gratuiti e iniziative di benessere per gli anziani, in particolare nelle regioni povere. La sua dedizione nel mantenere gli anziani attivi e in salute va oltre la sua carriera professionale, poiché continua a educare gli operatori sanitari e a promuovere programmi di benessere che consentono agli anziani di vivere la loro vita migliore.

INTRODUZIONE

Ricordo quando incontrai per la prima volta Clara Montgomery. Non era una delle mie pazienti abituali, ma piuttosto una visitatrice inaspettata del bar locale a Wichita, nel Kansas. Entrò zoppicando, osservando la stanza con lo sguardo come se il mondo intero poggiasse sulle sue spalle. Ho notato il dolore sul suo viso, che mi sembrava familiare come operatore sanitario e unicamente personale per lei.

Clara aveva poco più di cinquant'anni, ma era evidente che soffriva di sciatica. Si sedette, ordinò un cappuccino e sussultò leggermente, correggendo la sua posizione prima di sospirare leggermente. Potevo vedere il disagio che ogni minimo movimento sembrava causare. Era una sensazione che avevo già provato prima, ma qualcosa nell'energia di Clara mi faceva credere che questa storia sarebbe stata unica.

Nei tre giorni successivi incontrai di nuovo Clara. Questa volta ho scelto di presentarmi. Ho sorriso calorosamente e ho suggerito di unirmi a lei per un caffè. Lei ha accettato e abbiamo iniziato subito a parlare. Clara non ci ha messo molto a raccontarmi la sua storia.

"Ho la sciatica da anni" osservò piano, con le dita che circondavano il bordo della tazza di caffè. *"È iniziato quando*

avevo 40 anni, ma è gradualmente peggiorato. Alcuni giorni, non riesco a camminare senza sentire che la mia gamba sta per cedere. Il medico mi ha detto che avevo bisogno di un intervento chirurgico, ma non sono sicuro di poterlo fare Quindi, per la maggior parte, ci convivo. Alcuni giorni sono migliori di altri, ma è sempre lì, in agguato e che mi ricorda quanto non posso realizzare.

Le sue parole colpirono nel segno. Avevo già sentito storie simili, storie di dolore cronico che ostacolavano la vita di così tante persone, in particolare di coloro che soffrivano di sciatica da anni. Clara tentò diversi rimedi, ma nulla sembrava funzionare. Le pillole le fornirono un sollievo momentaneo, ma nulla risolveva la fonte sottostante della sua sofferenza. La chirurgia incombeva in lontananza come una nuvola nera, un'opzione che non era ancora pronta ad affrontare.

"Ho provato diverse cose", ha spiegato, "ma niente ha funzionato veramente per me. So che dovrei muovermi e allungarmi, ma a volte potrebbe sembrare opprimente. "Non so da dove cominciare."

Attraverso il suono delle tazze di caffè e il ronzio basso del caffè, mi resi conto che Clara stava cercando qualcosa di più di un semplice consiglio. Aveva bisogno di uscire dal ciclo di miseria e frustrazione. Aveva bisogno di una guida, qualcuno che potesse mostrarle come superare l'angoscia e ripristinare la sua indipendenza.

È stato allora che le ho parlato del libro ***"Sciatica Allenamenti Di Sollievo Per Principianti E Anziani"*** Ci stavo lavorando. Stavo lavorando a un programma di esercizi delicati ed efficaci che avevo osservato apportare benefici a molte persone, inclusa Clara. Questi movimenti non hanno lo scopo di superare il disagio, ma piuttosto di ripristinare l'equilibrio naturale del corpo e alleviare la tensione sul nervo sciatico. Si sono concentrati su ***FLESSIBILITÀ, FORZA E POSTURA,*** tre fattori importanti che potrebbero alleviare il suo dolore e aiutarla a riprendere il controllo del suo corpo.

Clara era affascinata, ma scettica. Aveva provato innumerevoli cose in precedenza e sembrava quasi troppo semplice per essere vero. Ma l'ho informata, e te lo garantisco ora, che il viaggio che stava per intraprendere non riguardava cambiamenti radicali e improvvisi, ma piuttosto misure incrementali e realizzabili che avrebbero portato a risultati a lungo termine. Le ho detto quante persone, come lei, avevano trovato sollievo e guarigione da esercizi simili.

*Prendere **Tommy** Per esempio. Tommy, un appassionato camionista della vicina città di El Dorado, soffre di sciatica da quasi dieci anni. Aveva circa 65 anni e aveva provato di tutto, comprese iniezioni di cortisone, terapia fisica e un breve tentativo di agopuntura. Niente gli portò un sollievo duraturo. Tommy ha notato una differenza dopo solo poche settimane di incorporamento di alcuni allenamenti del programma. Riuscì ad* *alzarsi dal letto senza fare una smorfia di agonia e ricominciò a camminare senza l'uso del bastone. Non è stato un miracolo; era una combinazione di costanza, pazienza e una piccola dose di dedizione al cambiamento.*

Ho raccontato la storia di Clara Tommy e ho visto la speranza nei suoi occhi. Non era la speranza di una riparazione rapida, ma piuttosto la speranza che deriva dal sapere che esiste una via da seguire. Non ha dovuto vivere nel dolore indefinitamente e non ha avuto bisogno di un intervento chirurgico per riprendere il controllo della sua salute.

Clara ha iniziato la sua avventura. Ogni giorno includeva allungamenti, esercizi di forza leggeri e routine di equilibrio nel suo allenamento. Inizialmente è stato impegnativo. A volte si sentiva frustrata, ma perseverava. A poco a poco notò piccoli cambiamenti, come meno dolore quando era seduta e meno rigidità quando stava in piedi. Gli esercizi, che secondo lei erano troppo semplici per fare la differenza, erano la sua ancora di salvezza.

Clara notò subito miglioramenti in altri ambiti della sua vita. Ha riacquistato la sua fiducia, ha iniziato a percorrere distanze maggiori e si è ritrovata a muoversi più comodamente. I cambiamenti non furono drammatici, ma erano reali e si rafforzarono a vicenda. Ciò che era iniziato come un semplice passo verso il sollievo si è evoluto in un nuovo modo di vivere.

Questo libro è la guida che avrei voluto dare a Clara fin dall'inizio. È una raccolta di esercizi e tattiche collaudati che possono aiutarti a liberarti dal ciclo del dolore cronico e a riprendere il controllo della tua vita. Questi esercizi sono per te, sia che tu soffra di sciatica da anni o che tu stia appena iniziando a notare i sintomi. Sono facili, efficaci e, soprattutto, hanno lo scopo di apportare benefici alla salute a lungo termine.

Tu, come Clara, puoi ripristinare la tua indipendenza, minimizzare il dolore e sentirti più sicuro nel tuo corpo. Il viaggio potrebbe non essere sempre semplice, ma con perseveranza, pazienza e l'approccio appropriato inizierai a vedere i risultati. Questo libro ti aiuterà ad alzarti dal letto senza fare smorfie, a camminare senza disagio e a goderti la vita senza dolore cronico.

Quindi ti invito a fare il primo passo, come ha fatto Clara. Non sarà il viaggio più semplice che tu abbia mai intrapreso, ma sarà uno dei più appaganti. Intraprendiamo insieme questo percorso, meriti di vivere senza la continua ombra della miseria che incombe su di te.

CAPITOLO 1: COMPRENDERE LA SCIATICA E LE CAUSE

Cos'è La Sciatica? Un Riepilogo Dei Sintomi E Dei Modelli Di Dolore

Sciatica è una frase usata per descrivere il dolore che si diffonde lungo il nervo sciatico, il nervo più lungo e largo del corpo. Questo nervo ha origine nella parte inferiore della colonna vertebrale, viaggia lungo i fianchi e i glutei, quindi lungo ciascuna gamba, ramificandosi in nervi più piccoli che raggiungono le dita dei piedi. Il dolore alla sciatica è normalmente limitato a un lato del corpo ed è causato dalla compressione, irritazione o infiammazione del nervo sciatico. Per comprendere la sciatica è necessario conoscere i suoi sintomi, i modelli di dolore, le cause sottostanti e il modo in cui il corpo reagisce a questo tipo di dolore nervoso.

Quali sono le cause della sciatica?

La sciatica è un segno di qualcosa che comprime o aggrava il nervo sciatico, non una malattia in sé e per sé. La sciatica può essere causata da una varietà di fattori, più comunemente anomalie strutturali o degenerative nella colonna vertebrale o nei tessuti circostanti. Ciascun motivo produce una serie unica di modelli di dolore e conseguenze, a seconda della posizione e dell'intensità della compressione nervosa. *Ecco uno sguardo più dettagliato alle cause fondamentali della sciatica.*

1. Ernia del disco o ernia del disco

La sciatica è comunemente causata da un'ernia del disco, nota anche come ernia del disco o rottura del disco. I dischi nella colonna vertebrale funzionano come cuscini tra le vertebre, consentendo movimenti fluidi e assorbendo gli urti. Questi dischi presentano un nucleo morbido, simile al gel (nucleo) e uno strato esterno più duro (anello).

L'ernia del disco si verifica quando l'anulus si lacera o si indebolisce, consentendo al nucleo molle di rigonfiarsi o fuoriuscire e colpire i nervi adiacenti. Un'ernia del disco nella parte bassa della schiena (colonna lombare), dove si trovano le radici del nervo sciatico, può comprimere direttamente il nervo, provocando l'irradiazione del dolore lungo la gamba.

L'ernia del disco è spesso causata dall'usura graduale o dalla degenerazione del disco. Con l'avanzare dell'età, i dischi perdono contenuto d'acqua, diventano meno flessibili e sono più inclini a strapparsi se sottoposti a pressione o tensione. Nei giovani, l'ernia può verificarsi a causa di lesioni acute dovute al trasporto errato di oggetti di grandi dimensioni, lesioni sportive o persino movimenti goffi.

2. Stenosi spinale

La stenosi spinale è un restringimento degli spazi all'interno della colonna vertebrale che può causare pressione sul midollo spinale e sulle radici nervose, in particolare sul nervo sciatico. Colpisce principalmente le persone anziane, poiché l'invecchiamento può causare la trasformazione e lo spostamento delle strutture spinali.

La stenosi spinale lombare, che provoca il restringimento della parte bassa della schiena, è la causa più frequente di sciatica. La stenosi spinale cervicale, che colpisce il collo, di solito non induce sintomi di sciatica. Con l'invecchiamento, l'artrite, i legamenti più spessi e gli speroni ossei (escrescenze ossee anomale) possono causare stenosi spinale.

Queste modifiche possono restringere il canale spinale o i forami (aperture da cui fuoriescono i nervi), comprimendo le radici del nervo sciatico. I sintomi della stenosi spinale comprendono intorpidimento, formicolio e debolezza, che possono aumentare nel tempo. Nei casi più gravi, potrebbe causare difficoltà di equilibrio e movimento.

3. Sindrome del piriforme

La sindrome del piriforme si sviluppa quando il muscolo piriforme, un minuscolo muscolo situato in profondità nei glutei, ha degli spasmi o si contrae, premendo sul nervo sciatico. Il nervo sciatico è abbastanza vicino al muscolo piriforme e, in rari casi, lo attraversa addirittura. Se il piriforme si infiamma o si restringe, può irritare o comprimere il nervo sciatico, provocando un disagio simile alla sciatica.

La sindrome del piriforme può essere causata da una seduta prolungata, da esercizi ripetitivi per la parte inferiore del corpo (come fare jogging o andare in bicicletta) o da lesioni dovute a cadute. Una cattiva postura e regimi di stretching o riscaldamento inappropriati possono potenzialmente sforzare il muscolo piriforme.

A differenza della classica sciatica, che inizia nella zona lombare, la sindrome del piriforme provoca comunemente fastidio ai glutei che può estendersi fino alla gamba. A volte è conosciuta come "pseudo-sciatica" poiché comporta disagio muscolare piuttosto che compressione diretta del nervo.

4. Malattia degenerativa del disco

La malattia degenerativa del disco è una condizione in cui i dischi spinali si degradano gradualmente, perdendo la loro funzione ammortizzante e causando instabilità spinale. Sebbene questa sia una componente tipica del processo di invecchiamento, un degrado eccessivo potrebbe causare sintomi.

Quando un disco perde altezza e forma, lo spazio tra le vertebre si restringe. Questa perdita di altezza può aumentare la pressione sui nervi circostanti, in particolare sul nervo sciatico, causando i sintomi della sciatica. Mentre il corpo tenta di stabilizzare la colonna vertebrale, possono formarsi speroni ossei attorno al disco degenerativo. Questi speroni potrebbero restringere il canale spinale e schiacciare le radici nervose.

I fattori di rischio comuni per la malattia degenerativa del disco comprendono l'età, l'ereditarietà, le lesioni pregresse e lo sforzo ripetitivo. Il problema è più comune nelle persone di età superiore ai 50 anni e può portare a mal di schiena cronico e sciatica.

5. Lesione o trauma

Lesioni fisiche alla parte bassa della schiena, ai fianchi o alle gambe possono provocare la sciatica creando anomalie strutturali o infiammazioni che irritano il nervo. Impatti improvvisi dovuti a cadute, incidenti automobilistici o infortuni sportivi possono dislocare le vertebre o indurre edema dei tessuti molli, comprimendo il nervo sciatico.

Sollevare oggetti pesanti in modo errato o ripetutamente nel tempo può affaticare la parte bassa della schiena, provocando ernie del disco o altri disallineamenti spinali che possono avere un impatto sul nervo sciatico. Forti stiramenti muscolari o spasmi nella parte bassa della schiena o nei glutei possono causare la compressione o l'irritazione del nervo sciatico. Anche se meno diffuse, le lesioni dei tessuti molli possono occasionalmente causare dolore sciatico.

6. Speroni ossei e osteoartrite

L'artrosi, una malattia degenerativa delle articolazioni, può causare speroni ossei, che sono escrescenze ossee che si verificano lungo i bordi delle ossa. Queste escrescenze possono esercitare pressione sul nervo sciatico, producendo dolore e disagio. Poiché l'artrosi provoca il deterioramento della cartilagine delle articolazioni, le ossa possono sfregare tra loro. Il corpo compensa facendo crescere speroni ossei, che possono limitare lo spazio nel canale spinale e nei forami, comprimendo i nervi.

Gli speroni ossei nella colonna lombare possono comprimere direttamente le radici del nervo sciatico, causando la diffusione del disagio lungo la gamba. I sintomi possono includere anche rigidità, intorpidimento e mobilità limitata. L'invecchiamento, l'obesità, la predisposizione genetica e gli incidenti precedenti aumentano il rischio di sviluppare osteoartrite e speroni ossei, che possono portare alla sciatica.

7. Spondilolistesi

La spondilolistesi si verifica quando una vertebra si sposta in avanti sopra la vertebra sottostante. Questo slittamento può comprimere il nervo sciatico, provocando la sciatica. Questo disturbo può essere congenito (esistente alla nascita) o svilupparsi successivamente a causa di degenerazione, trauma o stress ripetitivo legati all'età. È più comune nella parte inferiore della colonna vertebrale (area lombare), il che aumenta la probabilità di compressione del nervo sciatico.

I sintomi della spondilolistesi comprendono fastidio alla parte bassa della schiena, dolore alle gambe, rigidità muscolare e debolezza delle gambe. I sintomi della sciatica di solito peggiorano dopo un'attività fisica prolungata, come camminare o stare in piedi.

Anche le persone con una storia di lesioni spinali, gli atleti che praticano sforzi spinali ripetitivi (ad esempio ginnasti, sollevatori di pesi) e gli anziani con alterazioni degenerative della colonna vertebrale sono a rischio più elevato.

8. Tumori o infezioni

Anche se rari, i tumori e le infezioni spinali possono causare la sciatica esercitando pressione sul nervo sciatico o sulla sua radice. I tumori spinali possono comprimere il nervo sciatico, causando dolore e altri sintomi neurologici. Il rischio è piuttosto basso, ma si dovrebbe esplorare un tumore se la sciatica si manifesta inaspettatamente senza una chiara spiegazione meccanica.

Le infezioni nella colonna vertebrale o nei tessuti circostanti possono produrre infiammazione ed edema, potenzialmente irritando il nervo sciatico. Gli ascessi spinali e l'osteomielite (infezione ossea) sono rari, ma possono causare dolore sciatico.

Quando la sciatica è causata da tumori o infezioni, il dolore può essere accompagnato da ulteriori sintomi tra cui febbre, perdita di peso inspiegabile o sudorazione notturna. È necessario un pronto intervento medico per escludere queste condizioni pericolose.

9. Gravidanza

La gravidanza può causare sciatica transitoria a causa dell'aumento di peso, della postura alterata e dei cambiamenti nel baricentro. Man mano che il bambino cresce, il peso extra e la tensione sulla parte bassa della schiena e sul bacino possono comprimere il nervo sciatico. Inoltre, i cambiamenti ormonali durante la gravidanza portano all'allentamento delle articolazioni e dei legamenti, il che può mettere a dura prova la colonna vertebrale.

Le donne incinte con sciatica possono soffrire di dolore che si diffonde dalla parte bassa della schiena ai glutei e alle gambe. Il dolore è solitamente solo transitorio e scompare dopo il parto. Esercizi delicati, stretching e aggiustamenti della postura possono aiutare ad alleviare il dolore sciatico durante la gravidanza.

Sintomi Della Sciatica

La sciatica provoca una vasta gamma di sintomi, dal leggero disagio al dolore grave e invalidante. I sintomi della sciatica differiscono da quelli di altri tipi di lombalgia in quanto seguono il percorso del nervo sciatico, che si estende dalla parte bassa della schiena ai fianchi e ai glutei e lungo ciascuna gamba. Questi sintomi possono colpire una o entrambe le gambe e la gravità varia a seconda del motivo alla base della compressione del nervo.

Diamo un'occhiata ad alcuni dei sintomi della sciatica più diffusi:

1. Dolore irradiato lungo il percorso del nervo sciatico

Il dolore radiante è il segno principale della sciatica. Il dolore alla sciatica di solito inizia nella parte bassa della schiena e si sposta lungo una gamba lungo il nervo sciatico. Può avere un impatto sull'intero percorso del nervo, che comprende l'anca, i glutei, la coscia, il ginocchio, il polpaccio, la caviglia e persino il piede. La maggior parte delle persone affette da sciatica iniziano a sentire disagio nella parte bassa della schiena, dove ha origine il nervo sciatico. Questo dolore può presentarsi come un lieve dolore o senso di oppressione, ma può svilupparsi nel tempo.

La sciatica può causare dolore ai glutei, che è una delle prime zone ad essere colpita. Il dolore ai glutei può indicare che il nervo sciatico è infiammato o compresso nella colonna lombare o nel bacino. Il dolore può sembrare dolore o pesantezza che peggiora dopo essere stati seduti o in piedi per un lungo periodo di tempo.

Mentre il nervo scende lungo la gamba, spesso segue il dolore. Il dolore spesso segue il percorso del nervo sciatico, che corre dalla parte bassa della schiena ai glutei e lungo la parte posteriore della coscia, del ginocchio, del polpaccio e del piede. In situazioni gravi, il dolore può estendersi alle dita dei piedi. Questo dolore irradiato potrebbe essere grave, bruciante o lancinante e può persino sembrare una scossa elettrica.

2. Dolore acuto, bruciante o lancinante

La sciatica è comunemente descritta come un dolore acuto e lancinante che viaggia dalla parte bassa della schiena fino alla gamba. Il dolore può avvertire una sensazione di bruciore o un forte disagio, paragonabile a quello causato da un nervo schiacciato. Questo tipo di dolore può manifestarsi rapidamente e intensamente, rendendo difficile muoversi o addirittura trovare una posizione comoda.

Il dolore lancinante è un dolore rapido, acuto e acuto che scende rapidamente lungo la gamba, solitamente prodotto da movimenti come alzarsi, sporgersi in avanti o sollevarsi. La sensazione di bruciore alla gamba può essere simile ad un crampo muscolare o ad una forte tensione muscolare e creare un notevole disagio.

3. Intorpidimento e formicolio

Oltre al dolore, molte persone affette da sciatica avvertono intorpidimento o formicolio lungo il percorso del nervo sciatico. Questa sensazione, spesso nota come spilli e aghi, potrebbe essere particolarmente evidente nella parte inferiore della gamba, nella caviglia o nel piede. Intorpidimento e formicolio si verificano quando il nervo sciatico è compresso o infiammato, interferendo con il normale passaggio degli impulsi nervosi.

Gli spilli e gli aghi sono la sensazione di piccole punture acuminate o formicolio causati dalla compressione dei nervi o dall'infiammazione della gamba interessata. L'intorpidimento è una perdita di sensibilità o un senso di "morte" nella gamba o nel piede che può rendere difficile la percezione degli oggetti o il movimento normale delle parti del corpo interessate.

4. Debolezza muscolare

La sciatica può anche indurre debolezza muscolare nella gamba colpita. Ciò si verifica quando la compressione del nervo compromette la capacità del nervo sciatico di segnalare ai muscoli di contrarsi correttamente. Gli individui possono notare che la loro gamba si sente debole o che hanno difficoltà a sollevare i piedi o a piegare le ginocchia. La debolezza muscolare può rendere difficile stare in piedi, camminare e salire le scale.

Uno dei primi indicatori di indebolimento muscolare è l'incapacità di sollevare la gamba, in particolare il piede, dal pavimento. Questo è noto anche come caduta del piede, che si verifica quando il piede trascina o si incastra a terra a causa della debolezza dei muscoli controllati dal nervo sciatico. Man mano che si sviluppa la debolezza muscolare, azioni come camminare, sedersi, stare in piedi e sollevare pesi diventano sempre più difficili. Ciò può avere un impatto sostanziale sul movimento e sull'equilibrio.

5. Dolore che peggiora dopo determinati movimenti

Il dolore alla sciatica spesso peggiora con attività o movimenti specifici che mettono a dura prova il nervo sciatico o la parte bassa della schiena. *Le azioni comuni che possono peggiorare il dolore alla sciatica includono:*

❖ Piegamenti o torsioni: qualsiasi movimento di flessione o torsione in avanti o indietro può esercitare pressione sulla colonna vertebrale, aggravando il nervo ed esacerbando il disagio.

❖ Seduta prolungata: stare seduti per lunghi periodi, in particolare su superfici dure, può sottoporre a stress il nervo sciatico. Ciò è particolarmente comune tra coloro che lavorano alla scrivania o guidano per lunghi periodi. Sedersi con una postura scorretta o accasciarsi in avanti può esacerbare il disagio.

❖ Sollevamento o trasporto di oggetti pesanti: sollevare o tendere in qualsiasi modo la parte bassa della schiena può comprimere la colonna vertebrale e peggiorare il dolore sciatico, provocando dolori acuti o lancinanti.

❖ Tossire o starnutire può esercitare una pressione inaspettata sulla parte inferiore della colonna vertebrale, esacerbando i sintomi della sciatica per un breve periodo.

6. Sollievo dal dolore da determinate posizioni

Alcuni malati di sciatica scoprono che particolari posizioni o movimenti alleviano il loro disagio. Queste posizioni in genere riducono al minimo la pressione sul nervo sciatico e alleviano la compressione. *Per esempio:*

❖ Sdraiarsi con le ginocchia piegate può aiutare a ridurre la pressione sulla parte inferiore della colonna vertebrale. Questa posizione è solitamente consigliata alle persone che soffrono di sciatica.

❖ Sollevare le gambe: mentre sei seduto o sdraiato, solleva le gambe su uno sgabello o un cuscino per alleviare la tensione sul nervo sciatico.

7. Perdita di riflessi

Negli episodi più gravi di sciatica, la compressione del nervo sciatico può causare la perdita del riflesso nell'arto interessato. Ciò si verifica perché il nervo sciatico regola alcuni riflessi nel ginocchio e nella caviglia. La perdita dei riflessi può essere rilevata durante un esame fisico e indica che la compressione del nervo è progredita in modo più significativo.

Il riflesso istintivo del ginocchio può essere ridotto o assente a causa della compressione dei nervi nella parte inferiore della colonna vertebrale.

Riflesso della caviglia: anche il riflesso della caviglia può essere compromesso, causando difficoltà a stare in punta di piedi o a sollevare il piede.

8. Sciatica bilaterale (rara)

La sciatica a volte può colpire entrambe le gambe contemporaneamente. Questo disturbo, noto come sciatica bilaterale, di solito indica un problema di fondo più serio, come una stenosi spinale, una rottura del disco o un tumore che preme sul midollo spinale. La sciatica bilaterale può causare problemi di mobilità più gravi e richiedere un intervento medico rapido.

Quando la sciatica colpisce entrambe le gambe, il dolore può essere meno localizzato e più ampio, rendendo difficile individuare la sede esatta del disagio.

9. Sindrome della cauda equina (emergenza)

La sciatica può essere un'indicazione della sindrome della cauda equina, un grave disturbo causato da una significativa compressione dei nervi alla base del midollo spinale. Questa malattia richiede cure mediche rapide e potrebbe causare danni irreversibili se non gestita tempestivamente.

I sintomi della sindrome della cauda equina comprendono problemi di controllo della vescica o dell'intestino, disfunzione sessuale e paralisi improvvisa in entrambe le gambe. La sindrome della cauda equina può anche causare fastidio grave e persistente alla parte bassa della schiena e intorpidimento dell'inguine (noto come anestesia della sella).

I sintomi della sciatica variano da persona a persona, ma la caratteristica più tipica è il dolore che si irradia dalla parte bassa della schiena lungo una gamba, solitamente lungo il nervo sciatico. Il livello di questo disagio varia, da dolori lievi a dolori acuti e lancinanti. Altri sintomi potrebbero includere intorpidimento, formicolio, debolezza muscolare e dolore che si intensifica con determinati movimenti o posizioni. Comprendere questi sintomi è fondamentale per cercare una terapia adeguata e gestire efficacemente la sciatica. Se i sintomi peggiorano o non migliorano con la terapia conservativa, è fondamentale rivolgersi al medico per garantire un trattamento adeguato ed evitare problemi a lungo termine.

Modelli Di Dolore Nella Sciatica

Il dolore alla sciatica può variare nel tipo e nella localizzazione in base alla causa sottostante del disturbo, al livello di coinvolgimento dei nervi e alle caratteristiche personali come la postura e l'attività fisica. I modelli del dolore nella sciatica sono fondamentali per valutare l'evoluzione della condizione e scegliere i migliori trattamenti.

Ecco uno sguardo più da vicino ai vari modelli di dolore legati alla sciatica:

1. Il dolore inizia nella parte bassa della schiena e nei glutei

Il dolore di solito inizia nella parte bassa della schiena o nei glutei e si irradia lungo la gamba. Nelle prime fasi della sciatica, le persone possono avvertire un dolore sordo e lancinante nella parte bassa della schiena. Il primo dolore può essere aggravato da attività specifiche, come piegarsi, sollevare o torcere. Man mano che la pressione sul nervo sciatico aumenta, il dolore può spostarsi e irradiarsi verso il basso lungo il suo percorso.

Il dolore pulsante o sordo è prevalente nelle prime fasi della sciatica e può apparire come un disagio di fondo continuo. Aumento dell'intensità durante l'esecuzione di azioni specifiche, come piegarsi in avanti, torcere la colonna vertebrale o sollevare oggetti. Il dolore può migrare ai glutei o ai fianchi, colpendo i flessori dell'anca e i glutei.

Questo tipo di dolore è spesso causato da disturbi come la degenerazione degenerativa del disco, la stenosi della colonna lombare o la disfunzione dell'articolazione sacroiliaca, in cui la compressione o l'irritazione inizia nella colonna lombare inferiore (da L3 a L5) e si diffonde verso il basso.

2. Dolore irradiato lungo la parte posteriore della gamba

Quando la sciatica peggiora, il dolore spesso si estende lungo la parte posteriore della gamba. Questo è uno dei classici sintomi della sciatica e spesso peggiora con movimenti o posizioni prolungate che mettono sotto pressione il nervo sciatico. Il disagio può iniziare nella parte bassa della schiena o nei glutei e progredire lungo la coscia, il polpaccio e persino il piede o la punta.

Il dolore può essere simile a una scossa elettrica o a una sensazione profonda e lancinante che viaggia lungo la parte posteriore della gamba. Mentre il nervo attraversa i muscoli glutei e la coscia, il disagio si irradia tipicamente alla parte posteriore della gamba, rendendo difficile stare in piedi o camminare comodamente. In casi estremi, il dolore può irradiarsi al polpaccio, alla caviglia e al piede, in genere peggiorando con il movimento, la camminata o la posizione eretta prolungata.

Il dolore che si irradia lungo la gamba è spesso associato a ernia del disco o stenosi lombare, in cui un disco erniato o degenerato preme sul nervo sciatico. La gravità del dolore varia a seconda del grado di compressione.

3. Dolore che si irradia ai polpacci e ai piedi

Alcune persone affette da sciatica avvertono dolore che si irradia fino al polpaccio, alla caviglia e talvolta alle dita dei piedi. Questa forma di disagio è solitamente più grave e può ostacolare notevolmente la mobilità. Oltre al dolore acuto e lancinante, le persone possono avvertire intorpidimento, formicolio o una sensazione di "spilli e aghi" che si diffonde ai piedi. Questo modello si sviluppa quando la compressione nervosa colpisce le parti inferiori del nervo sciatico, come la radice del nervo S1, che controlla i muscoli del piede e della parte inferiore della gamba.

Flettere o estendere il piede, ad esempio mentre si cammina o si sta in punta di piedi, potrebbe aggravare il dolore o causare un intenso disagio al polpaccio o al piede. In situazioni gravi, il dolore può rendere difficile camminare, stare in piedi o sollevare il piede, compromettendo notevolmente le attività quotidiane.

Questo tipo di dolore è spesso associato a malattie come la sciatica causata da un'ernia del disco, in cui il disco comprime le radici nervose che forniscono sensibilità e controllo motorio alla parte inferiore della gamba e al piede.

4. Dolore che peggiora quando ci si siede, ci si piega o ci si gira

Lunghi periodi di seduta sono una delle cause più importanti del dolore alla sciatica. Sedersi esercita pressione sul nervo sciatico, in particolare nella parte bassa della schiena e nei glutei, causando disagio lungo la gamba. Azioni come piegarsi, torcersi o sollevare possono esacerbare il dolore sottoponendo a ulteriore sforzo i dischi, i muscoli o le articolazioni colpiti.

Le persone che soffrono di sciatica possono scoprire che stare seduti per lunghi periodi (come durante i viaggi in macchina o alla scrivania) avvia o intensifica il loro dolore, soprattutto se si siedono con una cattiva postura. Attività come raccogliere qualcosa da terra, torcersi per raggiungere un oggetto e persino alcune posizioni yoga possono aggravare il dolore sciatico. Questi movimenti esercitano una maggiore pressione sui dischi spinali o comprimono i muscoli e le articolazioni che premono sui nervi.

Stare in piedi o camminare può aiutare ad alleviare il dolore perché distribuisce la pressione lontano dal nervo. Tuttavia, la camminata prolungata potrebbe aumentare il dolore se sottopone a sforzo costante la parte bassa della schiena. Questo modello di dolore è spesso associato a disturbi come l'ernia del disco o la stenosi spinale lombare, in cui la compressione della radice nervosa genera dolore che si intensifica con movimenti specifici.

5. Dolore bilaterale (dolore su entrambi i lati)

Sebbene la sciatica di solito colpisca un lato del corpo, in rare situazioni le persone possono avere dolore su entrambi i lati, fenomeno noto come sciatica bilaterale. Questo raro tipo di sciatica indica spesso disturbi di base più gravi, come un'ernia del disco massiccia, una stenosi spinale o la sindrome della cauda equina, che comporta la compressione delle radici nervose alla base della colonna vertebrale.

Gli individui con sciatica bilaterale possono provare dolore sia nella parte bassa della schiena che nelle gambe. Ciò può rendere difficile camminare e mantenere l'equilibrio. La sciatica bilaterale è spesso collegata a un dolore più intenso e può essere seguita da altri sintomi come debolezza o intorpidimento degli arti, che impediscono le attività quotidiane. I sintomi neurologici includono problemi intestinali o vescicali (incontinenza o ritenzione), che possono indicare un'emergenza medica come la sindrome della cauda equina.

6. Intorpidimento, formicolio o "spilli e aghi"

Oltre al disagio, la sciatica può indurre intorpidimento, formicolio o "spilli e aghi" in tutto il percorso nervoso. Questo è più comunemente osservato nella gamba o nel piede ed è causato dalla compressione o irritazione dei nervi. Sebbene il dolore sia spesso il segno più visibile, anche le anomalie sensoriali possono essere debilitanti e interferire con il movimento e la funzione.

La gamba o il piede colpiti possono sembrare "morti" o "insensibili", rendendo difficile rilevare i cambiamenti di temperatura o pressione. Intorpidimento e formicolio possono compromettere l'equilibrio e la coordinazione, rendendo difficile camminare o muoversi senza cadere.

Questo disturbo sensoriale è prodotto dalla pressione sul nervo sciatico, che compromette la capacità del nervo di trasmettere correttamente i segnali sensoriali. Di solito è associato a disturbi come l'ernia del disco lombare e la stenosi spinale.

Il dolore alla sciatica varia in intensità, localizzazione e durata a seconda dell'individuo e della causa sottostante della compressione nervosa. Il dolore può diffondersi dalla parte bassa della schiena ai glutei, lungo la parte posteriore della gamba e persino al piede, ed è spesso aumentato da movimenti specifici o da una posizione seduta prolungata. Comprendere questi modelli di dolore è fondamentale per diagnosticare la malattia di base e scegliere le terapie più efficaci, come la terapia fisica, lo stretching o interventi medici più avanzati. La sciatica può peggiorare nel tempo se non trattata, quindi un intervento precoce è fondamentale per curare la malattia e aumentare la qualità della vita.

Come La Sciatica Influisce Sulla Vita Quotidiana

Il dolore, l'intorpidimento, il formicolio e la debolezza della sciatica possono rendere difficili anche i lavori più semplici, creando sofferenza sia fisica che mentale. La gravità dei sintomi della sciatica varia da persona a persona, ma per molti è una lotta continua da gestire e convivere.

1. Il dolore interrompe i movimenti di routine

Uno degli aspetti più distruttivi della sciatica è il dolore che genera, che può rendere estremamente difficili anche i movimenti più semplici. Il nervo sciatico va dalla parte bassa della schiena, scende lungo i glutei e attraversa la parte posteriore delle gambe, quindi il dolore si avverte tipicamente durante attività di routine come:

❖ Piegarsi: chinarsi per allacciare le scarpe, raccogliere qualcosa o anche allacciare i lacci delle scarpe di un bambino può causare grave disagio. Per piegarsi è necessario che la parte bassa della schiena e i fianchi si flettano, il che esercita pressione sul nervo sciatico e peggiora il disagio.

❖ Torcere: attività come guardarsi alle spalle durante la guida o allungarsi in una direzione diversa potrebbero irritare il nervo sciatico. I movimenti di torsione mettono in tensione i muscoli e i dischi della colonna vertebrale inferiore, peggiorando potenzialmente la compressione dei nervi.

❖ Sollevamento: sollevare oggetti, soprattutto quelli pesanti o dalla forma strana, può mettere a dura prova la colonna vertebrale e il nervo sciatico, esacerbando il dolore. Anche qualcosa di semplice come sollevare la borsa della spesa può causare dolore a chi soffre di sciatica.

2. Sfide di camminata e mobilità

Camminare è una parte essenziale della vita quotidiana, ma per le persone affette da sciatica può essere un'agonia dolorosa. Il disagio di solito si estende lungo un lato del corpo, rendendo ogni passo più difficile. Il disagio può iniziare come un lieve dolore, ma può rapidamente degenerare in una sensazione forte e lancinante che compromette la capacità di camminare per lunghi periodi.

Alcune persone affette da sciatica zoppicano per evitare di caricare il peso sulla gamba colpita, il che può portare a ulteriori problemi come:

❖ Squilibri posturali: spostare il peso sulla gamba opposta per compensare il dolore può produrre disallineamenti nella colonna vertebrale, nei fianchi e nel bacino, con conseguente ulteriore disagio e tensione muscolare in altre sezioni del corpo.

❖ Resistenza ridotta: camminare per lunghe distanze o stare in piedi per lunghi periodi di tempo può essere estenuante a causa del dolore. Ciò può avere un impatto significativo sulla capacità di una persona di svolgere attività regolari come fare la spesa, fare commissioni e persino partecipare a eventi sociali.

❖ Mobilità ridotta: le persone con sciatica grave possono evitare del tutto di camminare per evitare di causare disagio. Questo vincolo può creare un circolo vizioso, con conseguente diminuzione dell'attività fisica, indebolimento muscolare e persino rigidità articolare, esacerbando i problemi di mobilità.

3. Difficoltà di seduta e di riposo

Sedersi per lunghi periodi può essere una delle attività più dolorose per le persone che soffrono di sciatica. Alla scrivania, in macchina o al tavolo da pranzo, la tensione sulla colonna vertebrale e sul nervo sciatico può causare rapidamente disagio. Ciò si verifica quando stare seduti comprime i dischi della colonna vertebrale, forse aumentando la pressione sulle radici nervose che contribuiscono alla sciatica. *Di seguito sono riportate alcune delle sfide più comuni relative ai posti a sedere:*

❖ Trovare una posizione comoda: molte persone affette da
sciatica devono sperimentare diverse posizioni sedute, cuscini
o sedie per alleviare la pressione sul nervo sciatico. Tuttavia,
la maggior parte delle posizioni offre solo un sollievo
momentaneo, rendendo difficile concentrarsi sul lavoro,
socializzare o rilassarsi.

❖ Produttività lavorativa limitata: le persone che siedono alla
scrivania per lavoro o a scuola possono avere difficoltà a
concentrarsi o a mantenere la produttività a causa del dolore
o del disagio derivante dalla seduta prolungata. Gli impiegati
o gli studenti con sciatica potrebbero aver bisogno di fare
pause più frequenti per allungarsi o stare in piedi, disturbando
la loro routine quotidiana.

❖ Difficoltà alla guida: stare seduti in macchina per lunghi
periodi può essere difficile, soprattutto durante i lunghi
viaggi. Il dolore alla sciatica può peggiorare con la seduta
prolungata e può causare intorpidimento o debolezza delle
gambe, rendendo difficile guidare in sicurezza. Potrebbero
essere necessarie fermate frequenti, cambiamenti di posizione
e regolazioni del seggiolino per comodità, ma questi
forniscono solo un sollievo parziale.

4. Problemi di sonno

Le persone che soffrono di sciatica sperimentano spesso una scarsa qualità del sonno. Il dolore potrebbe impedire ai pazienti di trovare una posizione comoda per dormire, provocando notti agitate e stanchezza diurna. La sciatica può influenzare il sonno in diversi modi, tra cui:

❖ Incapacità di sdraiarsi comodamente: la sciatica può rendere difficile sdraiarsi sulla schiena o sul fianco poiché queste posture mettono a dura prova il nervo sciatico. Il disagio può aumentare quando una persona cambia posizione o trasferisce il proprio peso nel tentativo di mettersi a proprio agio.

❖ Risvegli notturni frequenti: la sciatica può disturbare il sonno generando dolore o disagio, con conseguenti risvegli frequenti. Ciò potrebbe portare a un'interruzione del sonno, aumentando la stanchezza e l'irritazione durante il giorno.

❖ Postura del sonno: alcune persone affette da sciatica trovano più piacevole dormire in posizione reclinata o con un cuscino tra le gambe, sebbene questi aggiustamenti non siano sempre efficaci. Potrebbe essere necessario dormire in posizione semi-seduta per alleviare la pressione sul nervo, che può causare dolore al collo e alla schiena.

❖ Affaticamento cronico: un sonno inadeguato può causare stanchezza cronica, rendendo difficile operare durante il giorno. La fatica può esacerbare altri elementi della vita quotidiana, con conseguente diminuzione della motivazione e dello stress emotivo.

5. Impatto emotivo e mentale

Convivere con un dolore persistente, come la sciatica, può comportare un notevole tributo emotivo e mentale. Il dolore cronico può causare sentimenti di irritazione, impotenza e ansia. I limiti della sciatica possono causare un senso di perdita di controllo, soprattutto se la persona era precedentemente fisicamente attiva o indipendente.

❖ Aumento dello stress: l'agonia costante della sciatica può aumentare i livelli di stress, rendendo molto più difficile gestire il dolore. Ciò può portare a sentimenti di sconforto, che possono danneggiare sia la salute fisica che quella mentale.

❖ Esaurimento mentale: gestire costantemente il dolore o la sofferenza durante il giorno può portare ad affaticamento mentale. I pazienti con sciatica possono avere difficoltà a concentrarsi o concentrarsi sui compiti a causa del dolore continuo.

❖ Ritiro sociale: la sciatica può interferire con le attività sociali, portando all'isolamento e alla solitudine. Le persone possono evitare le riunioni sociali o gli esercizi di gruppo perché si sentono a disagio o in imbarazzo per la loro malattia.

❖ Disturbi dell'umore: il dolore cronico è stato correlato a un aumento del rischio di depressione e ansia, poiché il disagio persistente può danneggiare la salute mentale di una persona. Sentimenti di irritazione, preoccupazione o malinconia sono frequenti, soprattutto se la sciatica interferisce con le attività quotidiane o gli obiettivi personali.

6. Ridotta attività fisica e forma fisica

Una persona che soffre di sciatica può diventare meno attiva a causa del disagio, che può portare ad un circolo vizioso di declino della forma fisica nel tempo. Una ridotta attività fisica può:

❖ Portare ad un aumento di peso: quando il dolore inibisce l'attività regolare, la gestione del peso diventa più difficile. L'aumento di peso può esacerbare il dolore della sciatica sottoponendo a ulteriore sforzo la parte bassa della schiena e la colonna vertebrale.

❖ Aumento della debolezza muscolare: quando le persone trascurano l'attività fisica, i muscoli che sostengono la colonna vertebrale e il core si indeboliscono. Ciò diminuisce la capacità del corpo di stabilizzare la colonna vertebrale, con conseguente aumento della pressione sul nervo sciatico e aggravamento dei sintomi.

❖ Limitare la riabilitazione: mentre il trattamento fisico e l'esercizio fisico regolare sono essenziali per alleviare la sciatica, le persone che soffrono possono saltare del tutto queste attività. Ciò può ritardare il recupero e impedire la completa riabilitazione.

7. Tensione sui compiti e sulle responsabilità quotidiane

La sciatica può interferire con attività quotidiane vitali come prendersi cura dei membri della famiglia, pulire la casa e andare al lavoro. Sollevare la spesa, trasportare la biancheria o anche prendersi cura dei bambini o degli animali domestici potrebbe essere difficile e spiacevole, costringendoti a chiedere assistenza agli altri. L'incapacità di portare a termine questi doveri quotidiani può portare a sentimenti di frustrazione e dipendenza, abbassando l'autostima e la qualità della vita.

La sciatica può essere un disturbo che cambia la vita e colpisce sia la salute fisica che quella emotiva. Il disagio e i limiti della sciatica possono influenzare quasi ogni parte della vita quotidiana, dai movimenti semplici come camminare e sedersi ad attività più sofisticate come lavorare, socializzare e prendersi cura degli altri. Comprendere questi problemi è fondamentale per creare metodi di gestione efficaci, tra cui l'esercizio fisico, il mantenimento di una postura corretta e l'assistenza medica quando necessario. I pazienti con sciatica possono riconquistare la propria indipendenza e qualità di vita con la terapia e l'assistenza adeguate.

Cerco Assistenza Medica Per La Sciatica

Mentre i casi lievi di sciatica possono essere trattati a casa con riposo, stretching e farmaci da banco, i casi più gravi o persistenti spesso richiedono una valutazione e un intervento medico. La decisione di rivolgersi al medico si basa sulla gravità, sulla durata e sulla natura dei sintomi. In alcuni casi, è necessaria assistenza medica immediata per affrontare le condizioni di base, prevenire il peggioramento dei sintomi e garantire il miglior risultato possibile per il paziente.

Quando dovrei consultare un medico per la sciatica?

1. Dolore grave e incessante

Se il dolore alla sciatica persiste nonostante le misure di auto-cura di base (come riposo, ghiaccio, calore e antidolorifici), è tempo di consultare un medico. Il dolore alla sciatica che dura diverse settimane o peggiora nel tempo, nonostante gli sforzi per alleviarlo, può indicare che la causa sottostante è più grave o richiede approcci terapeutici diversi. Il dolore costante può avere un impatto significativo sulla qualità della vita e può richiedere un intervento medico per alleviare il disagio e prevenire ulteriori complicazioni.

Ad esempio, se sedersi, stare in piedi o camminare diventa insopportabile nonostante i tuoi migliori sforzi per gestire il dolore, o se il dolore interferisce con la tua capacità di svolgere le attività quotidiane, devi consultare un medico.

2. Intorpidimento o debolezza alle gambe o ai piedi

Uno dei sintomi più preoccupanti della sciatica è l'intorpidimento o la debolezza della gamba o del piede colpiti. La sciatica provoca spesso formicolio o sensazione di "spilli e aghi" lungo la gamba; tuttavia, se avverti una completa mancanza di sensibilità o se la gamba diventa debole e difficile da muovere, ciò potrebbe indicare un danno o una compressione dei nervi. La debolezza della gamba, in particolare quando compromette la capacità di stare in piedi o camminare, può indicare che il nervo sciatico è compresso al punto da causare danni permanenti se non trattato.

In tali casi, i professionisti medici possono somministrare test neurologici per valutare la funzione motoria e determinare l'entità del coinvolgimento dei nervi. Affrontare tempestivamente questo problema può aiutare a prevenire ulteriori danni ai nervi e ripristinare la funzione.

3. Perdita di controllo della vescica e dell'intestino

Uno dei sintomi più urgenti e potenzialmente gravi che richiedono cure mediche immediate è la perdita del controllo della vescica o dell'intestino, nota anche come sindrome della cauda equina. La cauda equina è un fascio di nervi all'estremità del midollo spinale che regola la funzione della vescica, dell'intestino e degli organi sessuali. La compressione o il danneggiamento di questo fascio nervoso possono provocare la perdita di controllo sulla minzione e sulla defecazione, nonché una disfunzione sessuale.

Si tratta di un'emergenza medica che richiede attenzione immediata per evitare una disabilità permanente. Se avverti sintomi come incontinenza, improvvisa incapacità di urinare o svuotare l'intestino o intorpidimento all'inguine, consulta immediatamente un medico. Potrebbe essere necessario un intervento chirurgico per alleviare la pressione sui nervi e prevenire danni permanenti.

4. Dolore improvviso e intenso o dolore conseguente a un infortunio

Se il dolore alla sciatica si manifesta improvvisamente dopo un infortunio traumatico, come una caduta, un incidente stradale o un infortunio sportivo, è fondamentale consultare immediatamente un medico. Le lesioni acute possono provocare ernia del disco, fratture o altri danni alla colonna vertebrale che richiedono cure mediche immediate. Un dolore improvviso e intenso a seguito di un infortunio può indicare un grave problema alla colonna vertebrale ed è fondamentale richiedere una diagnosi accurata a un operatore sanitario per determinare il miglior piano di trattamento.

In caso di trauma, possono essere necessarie immagini diagnostiche come raggi X, risonanza magnetica o scansioni TC per valutare l'entità della lesione e determinare la causa sottostante della sciatica. La diagnosi precoce e l'intervento possono aiutare a evitare complicazioni a lungo termine.

5. Febbre e perdita di peso inaspettata

In rari casi, il dolore alla sciatica può essere causato da infezioni o cancro, che possono irritare il nervo sciatico. Se soffri di sciatica e altri sintomi come febbre, brividi o perdita di peso inspiegabile, dovresti consultare immediatamente un medico. Questi sintomi aggiuntivi possono indicare un'infezione, un tumore o un'altra grave condizione medica che colpisce la colonna vertebrale o le strutture circostanti.

Se il dolore alla sciatica è accompagnato da questi sintomi, consultare immediatamente un medico per escludere infezioni come ascessi spinali o condizioni come tumori spinali o cancro. Ritardare le cure mediche può comportare ulteriori complicazioni e trattamenti più aggressivi in futuro.

Cosa aspettarsi durante una visita medica per la sciatica

Quando cerchi un trattamento medico per la sciatica, il tuo medico effettuerà un esame approfondito per determinare la causa e la gravità del problema. La valutazione comprende tipicamente i seguenti passaggi:

1. Anamnesi medica e revisione dei sintomi

L'operatore sanitario inizierà chiedendo informazioni sui sintomi, come l'inizio, la posizione e l'intensità del dolore, nonché qualsiasi altro sintomo associato come debolezza, intorpidimento o cambiamenti nella funzionalità dell'intestino o della vescica. È fondamentale fornire quante più informazioni possibili su quando è iniziato il dolore, quali attività lo hanno peggiorato e cosa fornisce sollievo. Inoltre, il fornitore chiederà informazioni sulla tua storia medica, inclusi eventuali precedenti problemi alla schiena, lesioni o condizioni croniche che potrebbero contribuire alla tua sciatica.

2. Esame fisico

L'esame fisico include in genere un controllo della postura, dell'allineamento della colonna vertebrale e dei riflessi. Inoltre, l'operatore sanitario valuterà la forza e la sensibilità dei muscoli della gamba, nonché l'ampiezza dei movimenti. Durante questo esame, il medico può somministrare test specifici, come il test del sollevamento della gamba dritta, per aiutare a identificare l'irritazione o la compressione delle radici nervose nella parte bassa della schiena.

3. Test di imaging

Se necessario, il tuo medico può raccomandare studi di imaging
per determinare la causa della tua sciatica ed escludere altre
possibilità. I test di imaging comuni includono quanto segue:

❖ I raggi X possono fornire una panoramica delle ossa della
colonna vertebrale e aiutare nell'individuazione di condizioni
come fratture, stenosi spinale e speroni ossei.

❖ MRI (Imaging a risonanza magnetica): una risonanza
magnetica produce immagini dettagliate dei tessuti molli,
inclusi i dischi spinali e i nervi, che aiutano nella diagnosi di
condizioni come ernia del disco, stenosi spinale e tumori.

❖ Scansione TC (tomografia computerizzata): una scansione
TC è un'altra opzione di imaging che può fornire una visione
più dettagliata della colonna vertebrale e dei nervi,
consentendo il rilevamento di anomalie che potrebbero non
essere visibili ai raggi X.

4. Studi sui nervi ed elettromiografia (EMG)

In alcuni casi, il medico può raccomandare studi di conduzione
nervosa o un elettromiogramma (EMG) per valutare il
funzionamento del nervo sciatico e dei muscoli. Questi test
aiutano a determinare l'entità del danno nervoso, se la conduzione
nervosa è compromessa e come i muscoli rispondono ai segnali
nervosi.

Opzioni di trattamento per la sciatica

Una volta identificata la causa della sciatica, il tuo medico discuterà le opzioni di trattamento. Ciò può includere:

❖ Un fisioterapista può guidarti attraverso esercizi che allevieranno la pressione sul nervo sciatico, miglioreranno la flessibilità e rafforzeranno i muscoli che sostengono la colonna vertebrale.

❖ Farmaci: gli antidolorifici da banco come l'ibuprofene e il paracetamolo possono aiutare a ridurre l'infiammazione e il dolore. In alcuni casi, il medico può prescrivere farmaci più potenti, come miorilassanti, steroidi orali o farmaci per il dolore nervoso.

❖ Iniezioni epidurali di steroidi: se altri trattamenti falliscono, il medico può prescrivere iniezioni di corticosteroidi per ridurre l'infiammazione e il dolore nell'area interessata.

❖ Chirurgia: se i trattamenti conservativi non riescono ad alleviare la sciatica grave causata da condizioni come un'ernia del disco o una stenosi spinale, può essere raccomandato un intervento chirurgico. A seconda della causa della compressione del nervo, le opzioni chirurgiche includono una discectomia, una laminectomia o una fusione spinale.

La sciatica può essere una condizione paralizzante che sconvolge la vita quotidiana di una persona. Sebbene i casi lievi possano migliorare con trattamenti conservativi, è fondamentale consultare un medico se il dolore è grave, persistente o accompagnato da altri sintomi allarmanti come debolezza, intorpidimento o perdita di controllo della vescica. Un intervento precoce e un piano di trattamento completo adattato alla causa sottostante possono aiutare ad alleviare il dolore, prevenire ulteriori danni ai nervi e migliorare la qualità generale della vita. Se riscontri uno dei sintomi d'allarme sopra elencati, consulta un medico per determinare la migliore linea d'azione.

Vantaggi Degli Esercizi Per Alleviare Il Dolore Della Sciatica

Il dolore alla sciatica, causato dalla compressione o dall'irritazione del nervo sciatico, può variare da un lieve disagio a un dolore debilitante che si irradia dalla parte bassa della schiena fino ai fianchi, ai glutei e alle gambe. Ha un impatto significativo sulla mobilità, sulla qualità della vita e sul benessere emotivo. Sebbene i farmaci e la terapia fisica siano spesso raccomandati, gli esercizi hanno dimostrato di essere uno dei modi più efficaci per gestire il dolore della sciatica. Le persone che soffrono di sciatica possono trarre beneficio da esercizi specifici che alleviano il dolore, migliorano la mobilità e persino promuovono il recupero a lungo termine.

Ecco alcuni modi chiave in cui l'esercizio fisico aiuta ad alleviare il dolore della sciatica:

1. Rafforzare i muscoli centrali per sostenere la colonna vertebrale

Un nucleo forte sostiene la parte bassa della schiena e la colonna vertebrale. Quando i muscoli centrali, compresi quelli addominali e quelli lombari, sono forti, riducono la pressione sui dischi spinali e sulle vertebre, alleviando parte della pressione sul nervo sciatico. Rafforzare questi muscoli aiuta anche a mantenere una postura corretta, prevenendo movimenti e abitudini che potrebbero esacerbare il dolore della sciatica.

Ai pazienti con sciatica viene spesso consigliato di eseguire esercizi fondamentali come plank, crunch parziali e inclinazioni pelviche. Questi esercizi migliorano la forza del core, che aiuta a stabilizzare la colonna vertebrale, prevenire lesioni future e ridurre il rischio di dolore sciatico ricorrente.

2. Aumentare la flessibilità e ridurre la tensione muscolare

Molti casi di sciatica sono associati a muscoli tesi nei fianchi, nella parte bassa della schiena e nei muscoli posteriori della coscia. I muscoli posteriori della coscia, ad esempio, possono tirare il bacino, causando tensione e dolore nella parte bassa della schiena. Allo stesso modo, i flessori dell'anca o i muscoli piriformi (un piccolo muscolo in profondità nei glutei) tesi possono premere sul nervo sciatico, causando o esacerbando il dolore.

Gli esercizi che allungano questi muscoli, come gli allungamenti dei muscoli posteriori della coscia, quelli del piriforme e quelli dei flessori dell'anca, possono aiutare ad alleviare la tensione muscolare e migliorare la flessibilità. La maggiore flessibilità riduce la compressione dei nervi, consentendo movimenti più fluidi e indolori. Lo stretching regolare in una routine di gestione della sciatica affronta la tensione muscolare sottostante e lo squilibrio che spesso causano dolore sciatico.

3. Migliorare il flusso sanguigno e promuovere la guarigione

L'esercizio aumenta la circolazione, necessaria per guarire e ridurre l'infiammazione. Il miglioramento del flusso sanguigno aiuta a fornire ossigeno e sostanze nutritive ai muscoli e ai nervi, compreso il nervo sciatico, aiutandone la riparazione e riducendo il dolore nel tempo. Gli esercizi che mirano alla parte bassa della schiena, ai fianchi e alle gambe aumentano il flusso sanguigno in queste aree, riducendo l'infiammazione che può peggiorare la sciatica.

Esercizi aerobici delicati come camminare o andare in bicicletta sono particolarmente utili per aumentare il flusso sanguigno. Se combinate con esercizi di forza e flessibilità, queste attività stimolano i naturali processi di guarigione del corpo, riducendo i sintomi della sciatica e prevenendo future riacutizzazioni.

4. Ridurre la sensibilità al dolore con il rilascio di endorfine

L'esercizio fisico favorisce il rilascio di endorfine, gli antidolorifici naturali del corpo. Le endorfine interagiscono con i recettori cerebrali per ridurre il dolore e promuovere sensazioni di benessere. Per chi soffre di sciatica, l'aumento delle endorfine causato dall'esercizio può ridurre il dolore e migliorare l'umore, fornendo un modo naturale per affrontare il disagio cronico.

Il rilascio di endorfine non solo facilita la gestione del dolore, ma riduce anche la necessità di farmaci antidolorifici, che possono avere effetti collaterali a lungo termine. I pazienti con sciatica possono ottenere un sollievo costante dal dolore senza farmaci incorporando un regolare esercizio fisico nella loro routine di gestione del dolore.

5. Incoraggiare una migliore postura e allineamento

Una cattiva postura può essere sia la causa che il risultato della sciatica. Stare sdraiati o seduti per lunghi periodi di tempo può affaticare la parte bassa della schiena e causare la compressione del nervo sciatico. Gli esercizi che si concentrano sulla forza, sulla flessibilità e sull'equilibrio possono aiutare ad allineare la colonna vertebrale e il bacino, consentendo una migliore postura durante le attività quotidiane.

Una buona postura aiuta ad alleviare la pressione inutile sulla colonna vertebrale e sul nervo sciatico. L'esercizio fisico aiuta a mantenere un allineamento più naturale e a prevenire un ulteriore aggravamento della sciatica rafforzando i gruppi muscolari che supportano una postura eretta, come i muscoli del core, della parte bassa della schiena e dei glutei.

6. Aumentare la stabilità e l'equilibrio

La sciatica può compromettere la stabilità, soprattutto se il dolore o l'intorpidimento si diffondono lungo le gambe. Esercizi di equilibrio e stabilità, come il sollevamento delle gambe in piedi, il sollevamento delle gambe laterali o il semplice bilanciamento di una gamba, possono migliorare la coordinazione, rafforzare i muscoli di supporto e ridurre il rischio di cadute o lesioni. Gli esercizi di stabilità promuovono l'uso dei muscoli che proteggono la colonna vertebrale e la parte bassa della schiena, garantendo movimenti sicuri e controllati.

Le persone affette da sciatica possono migliorare la propria forma fisica funzionale eseguendo questi esercizi, facilitando lo svolgimento delle attività quotidiane e riconquistando l'indipendenza. Una migliore stabilità porta anche ad un maggiore senso di fiducia nel muoversi senza dolore.

7. Prevenire la debolezza muscolare e l'atrofia

Il dolore alla sciatica può scoraggiare il movimento, creando un ciclo di inattività. Nel tempo, ciò può portare a debolezza muscolare e atrofia (perdita muscolare), soprattutto nelle gambe, nei glutei e nella parte bassa della schiena. Più questi muscoli si indeboliscono, minore è il supporto che forniscono alla colonna vertebrale, aumentando il rischio di recidiva del dolore.

I pazienti con sciatica possono evitare il deterioramento muscolare rimanendo attivi e concentrandosi su esercizi mirati. L'esercizio costante mantiene i muscoli attivi, assicurando che rimangano forti e capaci di sostenere la colonna vertebrale riducendo la compressione dei nervi. Ciò è particolarmente importante per gli anziani, che potrebbero già essere a rischio di perdita muscolare dovuta all'invecchiamento.

8. Ridurre l'infiammazione e il gonfiore

La sciatica è spesso accompagnata da un'infiammazione che circonda il nervo sciatico, che può esacerbare il dolore. L'esercizio fisico regolare, in particolare le attività aerobiche a basso impatto come il nuoto o la camminata, può aiutare a ridurre l'infiammazione. Queste attività migliorano la circolazione, favoriscono il recupero muscolare e riducono la risposta infiammatoria dell'organismo.

Per i pazienti affetti da sciatica, ridurre l'infiammazione può significare la differenza tra dolore costante e sollievo intermittente. L'esercizio riduce l'infiammazione, fornendo sollievo immediato e a lungo termine dal dolore sciatico.

9. Miglioramento della salute mentale e riduzione dello stress

Convivere con il dolore cronico può danneggiare la salute mentale, causando stress, ansia e depressione. L'esercizio fisico ha benefici ben documentati per la salute mentale, come la riduzione dello stress e il miglioramento dell'umore. L'attività fisica provoca il rilascio di serotonina e altri neurotrasmettitori, che migliorano l'umore, riducono l'ansia e aumentano l'autostima.

L'esercizio fisico regolare non solo allevia il dolore fisico ma promuove anche uno stato mentale positivo. Questo può essere estremamente utile per i pazienti affetti da sciatica che altrimenti si sentirebbero sopraffatti dal dolore. Uno stato mentale positivo può anche aiutarti a seguire un programma di esercizi, dando vita a un ciclo di miglioramento.

10. Promuovere l'indipendenza e la mobilità a lungo termine

Uno dei vantaggi più significativi dell'esercizio fisico per le persone affette da sciatica è la capacità di ritrovare mobilità e indipendenza. L'esercizio costante aumenta la forza e la flessibilità del corpo, rendendo i movimenti quotidiani più facili e meno dolorosi. Una migliore forma fisica consente ai pazienti affetti da sciatica di riconquistare la propria indipendenza, consentendo loro di partecipare ad attività che avrebbero potuto evitare a causa del dolore.

L'esercizio fisico regolare migliora la qualità della vita consentendo alle persone di controllare il dolore e vivere uno stile di vita attivo e indipendente. I pazienti con sciatica che seguono un programma di esercizi strutturato possono ridurre la loro dipendenza dai farmaci, evitare trattamenti invasivi e vivere una vita più attiva e senza dolore.

In conclusione, l'esercizio ha numerosi benefici per gestire e alleviare il dolore della sciatica, come il rafforzamento del core, una maggiore flessibilità, una migliore circolazione e una migliore postura. Migliora anche la salute mentale, riduce l'infiammazione e favorisce un senso di indipendenza. I pazienti affetti da sciatica possono partecipare attivamente alla loro guarigione incorporando l'esercizio fisico nella loro routine quotidiana, con conseguente sollievo dal dolore a lungo termine e una migliore qualità della vita.

CAPITOLO 2: PREPARAZIONE AGLI ESERCIZI DI SOLLIEVO SCIATICA

Considerazioni Sulla Sicurezza Per Anziani E Principianti

Per gli anziani e i principianti, l'inizio di una routine di esercizi, in particolare per alleviare il dolore, dovrebbe essere sempre affrontato con cautela. Gli esercizi per la sciatica possono aiutare a ridurre il dolore e migliorare la mobilità, ma devono essere eseguiti con attenzione per evitare di peggiorare i sintomi o causare nuove lesioni. Comprendere i propri limiti fisici, scegliere esercizi appropriati e mantenere un ambiente di supporto sono tutte considerazioni importanti.

1. Consultare prima un operatore sanitario

Prima di iniziare qualsiasi programma di esercizi, consulta un medico, soprattutto se soffri di dolore cronico o hai una storia di problemi di salute. È necessaria la consulenza medica per garantire che gli esercizi non aggravino i sintomi della sciatica o interferiscano con eventuali trattamenti esistenti.

2. Conosci i tuoi limiti fisici

Gli anziani e i principianti spesso hanno difficoltà a riconoscere e comprendere i propri limiti fisici. La sciatica spesso limita la mobilità, quindi inizia con movimenti delicati. Altre condizioni che influenzano la tolleranza all'esercizio di un anziano includono l'artrite e l'osteoporosi. Ascoltare il proprio corpo e sapere quando interrompere o modificare gli esercizi è fondamentale. Si consiglia di:

❖ Inizia con esercizi a basso impatto.

❖ Evitare di fare movimenti improvvisi e a scatti.

❖ Interrompere qualsiasi movimento che produca dolore acuto o irradiato.

3. Inizia con movimenti a basso impatto

Gli esercizi a basso impatto sono benefici per la sciatica perché riducono lo stress sulle articolazioni e sulla colonna vertebrale. Questi movimenti sono ideali per anziani e principianti perché migliorano la circolazione, la flessibilità e la forza senza sovraccaricare il corpo. Gli esempi includono sollevamenti delle gambe da seduti, delicati allungamenti dei muscoli posteriori della coscia e flessioni a muro lente e controllate. Gli esercizi a basso impatto ti aiutano ad aumentare gradualmente la forza, facilitando il passaggio a movimenti più difficili nel tempo.

4. Utilizzare la forma e la tecnica corrette

La forma corretta è essenziale per evitare infortuni e garantire che l'esercizio si rivolga ai muscoli giusti. Una tecnica inadeguata può aggiungere stress al nervo sciatico, alla parte bassa della schiena e ad altre articolazioni, potenzialmente esacerbando i sintomi. Ecco alcuni suggerimenti per mantenere la forma corretta:

- Coinvolgi il core durante gli esercizi per sostenere la parte bassa della schiena.

- Invece di muoverti velocemente o all'improvviso, mantieni i movimenti lenti e controllati.

- Se possibile, usa uno specchio per controllare la tua postura.

- Chiedi consiglio a un allenatore o un fisioterapista, soprattutto all'inizio, per garantire la forma corretta.

5. Riscaldarsi e raffreddarsi correttamente

Il riscaldamento è necessario per preparare il corpo al movimento. Il riscaldamento aumenta il flusso sanguigno ai muscoli, allenta gradualmente le articolazioni e riduce la probabilità di stiramenti e stiramenti. Per i principianti e gli anziani, il riscaldamento potrebbe consistere in delicati allungamenti e movimenti aerobici leggeri come cerchi con le braccia o rotazioni della caviglia. Il raffreddamento dopo l'esercizio è altrettanto importante per rilassare i muscoli, ridurre la rigidità e favorire il recupero.

Esercizi di stretching delicato e respirazione profonda sono eccellenti per rinfrescarsi e ridurre il dolore muscolare post-allenamento.

6. Incorpora riposo e recupero

I principianti e gli anziani potrebbero richiedere più tempo per recuperare a causa della minore resilienza muscolare e dei tempi di guarigione più lenti. Lavorare troppo sul corpo può peggiorare i sintomi della sciatica, causando più infiammazione e disagio. Punta a sessioni di allenamento moderate con un adeguato riposo tra gli allenamenti e inizia con un programma che consenta due o tre giorni di esercizio a settimana. Aumentare gradualmente la frequenza è più sostenibile e riduce il rischio di battute d'arresto.

7. Mantenere un ambiente sicuro

Creare un ambiente di esercizio sicuro è fondamentale, in particolare per gli anziani che sono a rischio di caduta. Libera l'area di allenamento da qualsiasi disordine, come cavi, tappeti o oggetti sciolti, e assicurati che il pavimento non sia scivoloso. Una sedia robusta o una ringhiera nelle vicinanze per il supporto dell'equilibrio può essere utile per i principianti che necessitano di maggiore stabilità.

8. Utilizzare attrezzature di supporto

Attrezzature di supporto, come fasce di resistenza, pesi leggeri o palle di stabilità, possono aiutare gli anziani e i principianti a eseguire gli esercizi in modo più efficace riducendo lo sforzo. Un tappetino spesso e antiscivolo è utile anche per gli esercizi a terra. Una sedia con schienale può anche fornire stabilità per alcuni esercizi da seduti, rendendoli più facili da eseguire in sicurezza.

9. Concentrati sulla forza e sull'equilibrio del core

I muscoli centrali deboli possono mettere a dura prova la parte bassa della schiena, peggiorando il dolore della sciatica. Esercizi di rafforzamento del core, come inclinazioni pelviche o sollevamenti delle ginocchia da seduti, aiutano a stabilizzare la colonna vertebrale e ad alleviare la pressione sul nervo sciatico. Incorporare semplici esercizi di equilibrio, come stare in piedi con un piede leggermente sollevato, può aiutare gli anziani a migliorare la stabilità e ridurre il rischio di cadute. Lo sviluppo della forza e dell'equilibrio non solo allevia la sciatica, ma aumenta anche la resistenza fisica complessiva.

10. Adatta gli esercizi secondo necessità

Adattare gli esercizi alle capacità individuali è un'importante considerazione di sicurezza. Molti esercizi possono essere modificati per ridurne l'ampiezza di movimento o l'intensità, rendendoli più adatti a persone con flessibilità o forza limitate.

Ad esempio, se gli allungamenti dei tendini del ginocchio in piedi sono troppo faticosi, prova gli allungamenti da seduti. I principianti e gli anziani dovrebbero evitare di forzare il proprio corpo in posizioni scomode, dolorose o fuori dalla loro portata.

11. Pratica tecniche di respirazione profonda

Incorporare tecniche di respirazione nelle routine di esercizi può aiutare nella gestione del dolore, nella riduzione dello stress e nel rilassamento. La respirazione profonda è particolarmente benefica per i pazienti affetti da sciatica perché rilassa il sistema nervoso e allevia la tensione nella parte bassa della schiena. La respirazione controllata durante l'esercizio assicura che un adeguato flusso di ossigeno ai muscoli, riducendo l'affaticamento e mantenendo i livelli di energia.

12. Evitare stiramenti eccessivi e movimenti estremi

Lo stretching eccessivo può sforzare i muscoli e peggiorare il dolore della sciatica, in particolare nelle persone che hanno muscoli della parte bassa della schiena e delle gambe tesi. Gli anziani e i principianti dovrebbero mirare a esercizi di allungamento da lievi a moderati che non causino dolore. Dovrebbero essere evitati anche movimenti estremi di flessione e torsione perché possono comprimere il nervo sciatico ed esacerbare i sintomi. Lo stretching delicato e graduale è più efficace e più sicuro per alleviare il dolore nel tempo.

13. Stabilisci obiettivi realistici e monitora i tuoi progressi

Stabilire obiettivi raggiungibili ti mantiene motivato e ti consente anche di monitorare i miglioramenti nella flessibilità, nella forza e nei livelli di dolore. I principianti possono fissare obiettivi piccoli come completare uno o due esercizi per sessione e aumentare gradualmente nel tempo. Monitorare i progressi, ad esempio per quanto tempo riesci a mantenere un allungamento o quanta flessibilità è migliorata, è incoraggiante e utile per determinare se la routine degli esercizi deve essere modificata.

14. Sii paziente e coerente

Per gli anziani e i principianti, la costanza è più importante dell'intensità quando si gestisce la sciatica attraverso l'esercizio. I risultati degli esercizi per alleviare la sciatica sono spesso graduali, quindi sii paziente e impegnati in una routine senza aspettarti risultati immediati. Perdere una sessione qua e là non farà male, ma attenersi a un programma coerente porterà a risultati migliori a lungo termine.

15. Sapere quando fermarsi

È fondamentale capire quando è il momento di fare una pausa o fermarsi completamente. Se un esercizio provoca un dolore acuto e improvviso o se i sintomi della sciatica peggiorano dopo determinati movimenti, è meglio fare una pausa e rivalutare. Esercizi delicati di stretching e respirazione possono fornire sollievo senza esacerbare i sintomi. Ascolta sempre il tuo corpo ed evita di fare esercizi che non ti sembrano giusti.

Gli esercizi per alleviare la sciatica possono essere sicuri e vantaggiosi sia per gli anziani che per i principianti, se eseguiti correttamente. Prendere in considerazione i limiti personali, praticare la tecnica corretta e mantenere un ambiente sicuro sono tutti passaggi necessari per sviluppare una routine di esercizi efficace e a lungo termine. Con pazienza e coerenza, queste precauzioni di sicurezza possono aiutarti a ottenere maggiore forza, flessibilità e indipendenza alleviando il dolore.

Lista Di Controllo Dell'attrezzatura: Cosa Ti Serve E Perché

Creare un ambiente adatto per gli esercizi di sollievo dalla sciatica implica avere l'attrezzatura adeguata. Sebbene gli esercizi per alleviare la sciatica in genere non richiedano attrezzature specializzate, disporre di alcuni strumenti di base può migliorare significativamente la sicurezza, il comfort e l'efficacia. *Ecco uno sguardo dettagliato all'attrezzatura necessaria, al suo ruolo nella routine di allenamento e al motivo per cui ogni pezzo è importante per chiunque, soprattutto per i principianti e gli anziani che soffrono di sciatica.*

1. Tappetino per esercizi

Un tappetino per esercizi è una superficie imbottita e antiscivolo che ti consente di eseguire in sicurezza allungamenti, lavori di base ed esercizi di rafforzamento. Gli esercizi per la sciatica includono spesso movimenti che richiedono di sdraiarsi, inginocchiarsi o sedersi a terra. Un tappetino di qualità ammortizza le articolazioni sensibili come ginocchia, fianchi e schiena, riducendo il disagio e il rischio di lesioni dovute a superfici dure. Inoltre, il materiale antiscivolo impedisce al tappetino di muoversi, favorendo la stabilità durante gli esercizi in piedi o in equilibrio.

2. Sedia di supporto con base stabile

Una sedia robusta fornisce un supporto stabile sia per gli esercizi seduti che in piedi. Molti esercizi per alleviare la sciatica per gli anziani includono modifiche che possono essere eseguite seduti o con il supporto di una sedia. Gli allungamenti come la torsione spinale da seduti e gli esercizi di equilibrio in piedi, ad esempio, possono essere eseguiti in sicurezza con l'aiuto di una sedia stabile. Cerca una sedia senza ruote e, idealmente, con uno schienale per fornire un supporto extra. Ciò riduce lo sforzo sulla parte bassa della schiena e fornisce un modo semplice e sicuro per migliorare flessibilità e forza.

3. Bande di resistenza

Le fasce di resistenza sono fasce leggere ed elastiche che forniscono una resistenza delicata durante gli esercizi. Le fasce di resistenza possono aiutare a rafforzare i muscoli della parte bassa della schiena, del tronco e delle gambe, che sono essenziali per alleviare la sciatica. Le fasce di resistenza sono disponibili in diversi livelli di tensione, il che le rende uno strumento versatile per aumentare gradualmente la sfida man mano che aumenti la forza. Sono anche estremamente portatili, il che li rende ideali per gli allenamenti a casa o per l'uso in movimento. Per rafforzare i gruppi muscolari chiave, utilizzare una fascia di resistenza con esercizi come sollevamento delle gambe, abduzioni dell'anca e conchiglie laterali.

4. Rulli di schiuma o palline da massaggio

I rulli in schiuma e le palline da massaggio sono strumenti di automassaggio che aiutano il rilassamento muscolare e la circolazione sanguigna. Il rotolamento della schiuma o l'uso di una palla da massaggio possono aiutare a rilasciare i muscoli tesi e la fascia che possono causare dolore alla sciatica. I muscoli tesi nei glutei, nei muscoli posteriori della coscia e nella parte bassa della schiena possono esercitare pressione sul nervo sciatico. Rotolarsi su queste aree può aiutare a ridurre la tensione muscolare e aumentare la flessibilità, alleviando così i sintomi della sciatica. I rulli in schiuma sono eccellenti per i muscoli più grandi, mentre le palline da massaggio sono ideali per aree più piccole e specifiche come i glutei o il muscolo piriforme, che è una causa comune di dolore alla sciatica.

5. Blocchi yoga

I blocchi per lo yoga aggiungono supporto e altezza a determinate pose e allungamenti, rendendoli più accessibili. I blocchi per lo yoga possono essere estremamente utili per le persone con flessibilità o mobilità limitata. Ti consentono di allungarti comodamente, riducendo il rischio di allungamenti eccessivi o sforzi. Ad esempio, negli allungamenti dei tendini del ginocchio, posiziona dei blocchi sotto le mani per sostenere il busto, riducendo lo sforzo sulla parte bassa della schiena. Sono ottimi anche per le pose da seduti, poiché sollevano i fianchi e alleviano la pressione sul nervo sciatico.

6. Stretching o cinghia da yoga

Una cinghia per stretching o yoga può aiutarti a raggiungere o mantenere gli allungamenti, soprattutto se hai una flessibilità limitata. Una cinghia può aiutarti ad estendere in sicurezza la tua portata in diversi tratti senza sforzare troppo la parte bassa della schiena. È utile per gli allungamenti dei muscoli posteriori della coscia, ad esempio, avvolgendo la cinghia attorno al piede e tirando delicatamente per approfondire l'allungamento. Questo aiuta ad alleviare la tensione dei muscoli posteriori della coscia che, se non trattata, può esacerbare i sintomi della sciatica.

7. Una piccola palla di stabilità o una palla da pilates

Una piccola palla stabilizzante, solitamente di 9-12 pollici di diametro, viene utilizzata per coinvolgere i muscoli centrali e aiutare negli esercizi di forza delicati. Le sfere di stabilità forniscono un modo unico per attivare delicatamente e in sicurezza i muscoli centrali, che è essenziale per il supporto della colonna vertebrale e il sollievo dal dolore della sciatica. Ad esempio, mentre sei seduto, posiziona una piccola palla stabilizzante dietro la parte bassa della schiena per sostenere e coinvolgere il core durante gli esercizi. Sono ottimi anche per le contrazioni delle ginocchia e le inclinazioni pelviche, che fanno lavorare i muscoli della parte bassa della schiena e dei fianchi.

8. Asciugamano o cuscino

Asciugamani e cuscini sono semplici oggetti di scena che possono fornire comfort o supporto durante l'attività fisica. Asciugamani e cuscini possono essere utilizzati per fornire un'imbottitura extra, in particolare per gli anziani che potrebbero avvertire fastidio alle ginocchia, alle anche o alla parte bassa della schiena. Ad esempio, posizionare un asciugamano piegato sotto le ginocchia durante alcuni esercizi di stretching o sotto la schiena per un maggiore supporto lombare può rendere gli esercizi più confortevoli e meno stressanti nelle aree sensibili. Possono anche essere utilizzati per fornire un supporto delicato durante gli esercizi da seduti o come piccolo strumento di resistenza stringendo un asciugamano arrotolato tra le ginocchia.

9. Specchio

Uno specchio ti aiuta a controllare e regolare la tua forma durante l'allenamento.
Perché è importante: la forma corretta è essenziale per i principianti, gli anziani e chiunque sia nuovo a esercizi specifici per evitare infortuni e garantire che ogni movimento sia efficace. Uno specchio fornisce un feedback immediato su postura, allineamento e posizione del corpo. Ad esempio, uno specchio può aiutarti a evitare di sforzare la schiena o di disallineare il corpo mentre esegui esercizi come plank o wall squat.

10. Calzature comode e di supporto

Calzature adeguate forniscono una base stabile per gli esercizi in piedi, riducendo il rischio di scivolare e cadere. Gli allungamenti e i movimenti che coinvolgono lo spostamento del peso e l'equilibrio sono spesso utilizzati negli esercizi per alleviare la sciatica. Le scarpe di supporto con suola antiscivolo riducono il rischio di lesioni e forniscono un supporto extra per piedi, caviglie e parte inferiore del corpo. Calzature adeguate possono anche alleviare la pressione sulla parte bassa della schiena e sulle gambe, riducendo così il dolore sciatico.

Bonus: attrezzatura opzionale

- ❖ **Pesi alla caviglia:** Dopo aver acquisito forza, è possibile utilizzare pesi alla caviglia per aumentare gradualmente la difficoltà degli esercizi per le gambe.

- ❖ **Barra o binario da allenamento portatile:** Una barra o un binario sicuro possono fornire supporto per gli esercizi di equilibrio, in particolare per coloro che lavorano sulla stabilità.

- ❖ **Timer o cronometro:** Il monitoraggio della durata dell'esercizio e dei tempi di riposo consente di mantenere la costanza aumentando gradualmente la resistenza.

L'attrezzatura giusta non si limita a semplificare gli esercizi; migliora la sicurezza, riduce il disagio e permette di sfruttare al meglio ogni movimento. Ogni attrezzatura presente in questa lista di controllo contribuisce in modo univoco allo sviluppo di forza, flessibilità e stabilità, tutte necessarie per la gestione della sciatica e per riconquistare l'indipendenza.

Suggerimenti per la selezione di attrezzature di qualità

Una routine di esercizi per la sciatica comoda ed efficace richiede l'uso di attrezzature di alta qualità. Ecco alcuni suggerimenti utili per aiutarti a scegliere gli articoli giusti per un uso a lungo termine garantendo sicurezza, durata e facilità d'uso:

1. Dai priorità alla durabilità

Le attrezzature di lunga durata consentono di risparmiare denaro e garantiscono stabilità, in particolare per gli anziani e i principianti che necessitano di un supporto costante. Scegli articoli realizzati con materiali di alta qualità, come tappetini in schiuma spessa, fasce di resistenza per carichi pesanti e sedie durevoli. Evita opzioni fragili che si consumeranno rapidamente o si romperanno sotto pressione.

2. Scegli superfici antiscivolo

Le superfici antiscivolo sono essenziali per la stabilità, in particolare negli esercizi che richiedono stretching, equilibrio o spostamento del peso. Strutture o rivestimenti antiscivolo su tappetini e altre attrezzature aiutano a prevenire lo scivolamento e aumentano la sicurezza. Le caratteristiche antiscivolo sono particolarmente utili per esercizi di stabilità o per coloro che hanno appena iniziato e necessitano di una presa extra.

3. Garantire comfort e design ergonomico

Un'attrezzatura comoda e ben progettata può alleviare la tensione su aree sensibili come la parte bassa della schiena e le ginocchia, consentendoti di allenarti più facilmente. Seleziona articoli con caratteristiche di comfort, come tappetini imbottiti o maniglie rivestite in schiuma su fasce di resistenza. Scegli sedie con sedili e schienali comodi per sostenere il corpo durante l'attività fisica.

4. Seleziona opzioni portatili e salvaspazio

Le apparecchiature compatte e portatili semplificano il mantenimento della routine domestica, soprattutto quando si lavora in spazi limitati. Sedie pieghevoli, piccole sfere di stabilità e fasce di resistenza sono tutte leggere e facili da riporre. Considera design pieghevoli o compatti che ti consentano di riporre facilmente l'attrezzatura senza ingombrare lo spazio.

5. Verificare la regolabilità e la versatilità

L'attrezzatura regolabile può essere adattata a vari livelli di forma fisica e tipi di corporatura, consentendoti di progredire in sicurezza. Alcune fasce di resistenza sono disponibili in set con diversi livelli di tensione che possono essere sostituiti man mano che la tua forza aumenta. I blocchi per lo yoga, ad esempio, sono disponibili in varie dimensioni e possono essere impilati per ulteriore supporto.

6. Cerca una facile manutenzione

Le attrezzature semplici da pulire e mantenere dureranno più a lungo e ti aiuteranno a mantenere uno spazio di allenamento igienico. Scegli tappetini lavabili o facili da pulire, soprattutto se verranno utilizzati sulla pelle nuda. Cerca rulli in schiuma e fasce di resistenza resistenti all'acqua o rivestiti in modo che possano essere puliti regolarmente.

7. Verificare il corretto funzionamento

Attrezzature ben funzionanti consentono movimenti sicuri e controllati, fondamentali per alleviare il dolore della sciatica senza sforzi o lesioni. Assicurarsi che le fasce di resistenza si allunghino uniformemente senza spezzarsi o impigliarsi e che i rulli di schiuma siano saldi ma non eccessivamente rigidi. Se possibile, prova gli articoli in negozio per assicurarti che siano fluidi e facili da usare.

8. Considera il peso e la mobilità

Le attrezzature leggere sono più facili da maneggiare, soprattutto per gli anziani che potrebbero aver bisogno di assistenza per spostare oggetti o organizzare il proprio spazio di allenamento. Blocchi yoga leggeri, piccole palline stabilizzanti e fasce di resistenza facili da trasportare. Evitare oggetti estremamente pesanti e che potrebbero essere difficili da sollevare o trasportare in sicurezza.

9. Cerca funzionalità di supporto di alta qualità

Le caratteristiche di supporto di qualità migliorano il comfort e la stabilità, soprattutto nelle sedie e nei tappetini. Le sedie dovrebbero essere robuste e avere uno schienale forte. Controllare lo spessore e la densità dei tappetini; un tappetino più spesso fornisce una migliore ammortizzazione per le articolazioni pur rimanendo sufficientemente solido da mantenere la stabilità durante gli esercizi.

10. Valutare le garanzie dei prodotti e il feedback dei clienti

Le garanzie e le recensioni dei clienti forniscono informazioni sulla durata e sulla qualità del prodotto. Cerca marchi che forniscano garanzie o garanzie, poiché ciò spesso indica la fiducia del produttore nel proprio prodotto. Inoltre, leggi le recensioni dei clienti per imparare dalle esperienze degli altri e identificare eventuali problemi comuni.

Considerando attentamente questi suggerimenti al momento dell'acquisto dell'attrezzatura, sarai meglio preparato a selezionare gli articoli adatti al tuo livello di forma fisica, alle tue esigenze fisiche e allo spazio di allenamento. Avere gli strumenti giusti aiuta a creare un ambiente confortevole e di supporto, che rende più facile continuare nel tempo con gli esercizi per alleviare la sciatica.

Suggerimenti Per Creare Uno Spazio Di Allenamento Confortevole A Casa

Creare uno spazio di allenamento confortevole a casa è essenziale per mantenere la routine di allenamento sicura, motivante e divertente. Per le persone che soffrono di patologie come la sciatica o problemi di mobilità, avere uno spazio ben preparato può migliorare sia l'efficacia che la sicurezza. *Ecco alcuni suggerimenti importanti da considerare quando allestisci la tua area di allenamento a casa:*

1. Scegli la posizione giusta

Scegli un luogo della tua casa dove puoi allenarti senza interruzioni. Un'area designata consente di riporre l'attrezzatura necessaria e di sviluppare l'abitudine a utilizzare lo spazio regolarmente. Potrebbe trattarsi di una stanza libera, di un angolo del soggiorno o anche di una sezione del garage.

Assicurati che l'area sia abbastanza grande da contenere tutti gli esercizi della tua routine. Per evitare infortuni, assicurati di avere spazio sufficiente per allungare le braccia, sdraiarti ed estendere le gambe senza sbattere contro pareti o mobili. Se possibile, scegli una stanza con finestre per consentire la luce naturale e l'aria fresca. Una buona illuminazione migliora l'umore e l'aria fresca evita che la stanza si senta soffocante. Se le finestre non sono disponibili, valuta la possibilità di utilizzare un'illuminazione artificiale intensa e un purificatore d'aria o un ventilatore per far circolare l'aria.

2. Creare una superficie di pavimentazione confortevole

La sicurezza è fondamentale, soprattutto per gli anziani e i principianti che potrebbero avere problemi di equilibrio. Scegli un pavimento con una superficie stabile e antiscivolo. Legno duro, pavimenti in gomma e tappetini per esercizi sono tutte buone opzioni. Se il pavimento è duro, usa dei tappetini per esercizi per fornire un'ammortizzazione extra, soprattutto per gli esercizi che richiedono di sdraiarsi o sedersi sul pavimento. I tappetini con imbottitura extra possono anche proteggere le ginocchia, i fianchi e la colonna vertebrale durante l'attività fisica, riducendo l'impatto e il disagio.

Se hai tappeti o moquette nella tua area di allenamento, assicurati che non scivolino. I cuscinetti antiscivolo o le strisce adesive sotto i tappeti possono aiutare a mantenerli in posizione e prevenire scivolamenti accidentali durante lo spostamento.

3. Organizzare le attrezzature essenziali per comodità

Mantenere la configurazione semplice, limitandosi solo allo stretto necessario, può aiutarti a sentirla meno ingombrante e più funzionale. Un allenamento per la sciatica può richiedere fasce di resistenza, manubri, una sedia di supporto e un tappetino da yoga. Le soluzioni di stoccaggio, come scaffali, cestini o armadietti, possono aiutare a mantenere le attrezzature organizzate e fuori mano quando non vengono utilizzate. Prendi in considerazione l'utilizzo di una piccola rastrelliera per pesi o di un cestino per riporre le fasce di resistenza e i tappetini.

Oggetti come rulli di schiuma, cinghie o cuscini dovrebbero essere facilmente accessibili, soprattutto se ne hai bisogno durante un esercizio. Avere questi a portata di mano consente al tuo allenamento di continuare senza interruzioni e riduce lo sforzo derivante dal piegarsi o dall'allungarsi.

4. Dare priorità alla sicurezza e all'accessibilità

Assicurati che non vi siano spigoli vivi, angoli dei mobili o decorazioni basse che potrebbero interferire con il movimento. Riordina l'area in modo da poterti muovere liberamente riducendo il rischio di inciampare. Per garantire equilibrio e sicurezza, tieni una sedia robusta o un muro nelle vicinanze da utilizzare se ti senti instabile. Ciò è particolarmente utile per gli anziani e i principianti perché aumenta la fiducia e il sostegno durante gli esercizi di equilibrio.

Quando si eseguono esercizi che richiedono la posizione sdraiata o il lavoro a terra, l'utilizzo di tappetini spessi o il posizionamento di cuscini aggiuntivi nelle vicinanze può fornire ulteriore protezione e comfort.

5. Ottimizza l'illuminazione e la temperatura

Un'illuminazione adeguata è necessaria non solo per la sicurezza ma anche per mantenere un ambiente energetico. È preferibile la luce naturale, ma se ciò non è possibile, utilizzare un'illuminazione a LED intensa. Regola l'illuminazione per evitare le ombre, che possono far sembrare lo spazio angusto o poco invitante. Allenarsi alla temperatura adeguata aiuta ad evitare fastidi e surriscaldamenti. Tieni a portata di mano un ventilatore, un condizionatore o un riscaldatore per mantenere la temperatura confortevole durante l'allenamento.

Gli specchi possono aiutare i principianti a controllare le loro forme e garantire che gli esercizi vengano eseguiti in modo sicuro e corretto. Uno specchio a figura intera posizionato in modo da poter vedere i tuoi movimenti può migliorare l'allineamento e la sicurezza.

6. Crea un'atmosfera invitante e rilassante

Citazioni motivazionali, una lavagna visiva o foto di luoghi che ti piacciono possono aiutarti a rimanere motivato e concentrato sui tuoi obiettivi. L'aggiunta di alcune piante può aiutare a purificare l'aria creando allo stesso tempo un'atmosfera calma e naturale. Ciò è particolarmente confortante se i tuoi esercizi sono incentrati sul rilassamento e sul sollievo dal dolore. Se ti piacciono certi profumi, prova a utilizzare un diffusore con oli essenziali come lavanda o eucalipto. L'aromaterapia può aiutarti a rilassarti e a sviluppare un'associazione positiva con il tuo spazio di allenamento.

7. Configura un dispositivo per allenamenti guidati e musica

Se utilizzi allenamenti guidati o tutorial video, posiziona un tablet, un laptop o una TV in un punto in cui puoi vederli facilmente. Posizionalo all'altezza degli occhi per evitare di sforzare il collo durante l'attività fisica. La musica può aumentare l'energia e rendere l'esercizio più piacevole. Considera l'idea di mettere un piccolo altoparlante nella tua zona di allenamento o di indossare le cuffie se ti trovi in uno spazio condiviso. La musica con un ritmo costante è l'ideale per tenere il ritmo, mentre la musica rilassante può aiutare con esercizi di allungamento più lenti e più concentrati.

8. Pianifica le tue esigenze post-allenamento

Per rimanere idratati è necessario tenere una bottiglia d'acqua a portata di mano. Un asciugamano può essere utile anche per eliminare il sudore durante o dopo l'allenamento. Metti da parte una piccola area con un rullo di schiuma, una cinghia per lo stretching o anche una sedia comoda per rinfrescarti e allungarti dopo l'allenamento. Quest'area può essere utilizzata per delicati esercizi di rilassamento che apportano benefici sia al corpo che alla mente. Per chi soffre di dolore cronico, tenere a portata di mano un impacco di ghiaccio o una piastra elettrica può fornire un sollievo immediato in caso di disagio durante la sessione.

9. Modificare il layout secondo necessità per garantire flessibilità

Man mano che ti abitui alla tua routine di allenamento, potresti voler cambiare il layout. Se aggiungi nuovi esercizi o attrezzature, assicurati che la configurazione consenta transizioni fluide tra le attività. A seconda della stagione, potresti aver bisogno di più o meno flusso d'aria e illuminazione. Regola ventilatori, riscaldatori e tende secondo necessità per mantenere la tua area di allenamento confortevole tutto l'anno.

10. Stabilisci i limiti per la concentrazione e la privacy

Se vivi con altri, discuti il tuo programma di allenamento e richiedi tempo ininterrotto nello spazio. Ciò ti consente di rimanere concentrato e completamente coinvolto nella tua routine. Se la tua area di allenamento fa parte di uno spazio condiviso, valuta la possibilità di utilizzare divisori visivi come un paravento o un tappeto per delimitare la zona di allenamento. Questo aiuta a separare mentalmente il tuo spazio di allenamento dal resto della casa, facendolo sentire più dedicato e propositivo.

Allestire uno spazio di allenamento dedicato, comodo e pratico a casa crea un ambiente che promuove il tuo percorso di salute. La giusta configurazione non solo semplifica il rispetto della routine, ma garantisce anche che ogni allenamento sia sicuro e divertente.

CAPITOLO 3: ESERCIZI DOLCI DI RISCALDAMENTO PER UN MOVIMENTO SICURO

L'importanza Del Riscaldamento Per Prevenire Danni

Il riscaldamento è una parte importante di qualsiasi routine di allenamento e può aiutare a prevenire gli infortuni, soprattutto per le persone che soffrono di patologie preesistenti o che stanno iniziando un nuovo regime di allenamento. Se eseguita correttamente, una sessione di riscaldamento prepara il corpo per un'attività più intensa, riduce il rischio di sforzo e migliora le prestazioni generali. Una routine di riscaldamento è essenziale per le persone con condizioni come la sciatica, così come per coloro che sono più anziani e potrebbero essere più inclini agli infortuni.

Cos'è un riscaldamento?

Il riscaldamento è una fase preparatoria a bassa intensità che avviene prima di iniziare l'esercizio principale o la routine di allenamento. Solitamente consiste in movimenti delicati, stretching dinamico ed esercizi di respirazione progettati per aumentare gradualmente la frequenza cardiaca, il flusso sanguigno e la mobilità articolare. Il riscaldamento ha lo scopo di preparare gradualmente e sistematicamente il corpo per un'attività fisica più faticosa, consentendo a muscoli, tendini e articolazioni di adattarsi e prepararsi per le sfide future. Un buon riscaldamento può durare dai 5 ai 15 minuti, a seconda delle esigenze dell'individuo, del livello di forma fisica e dell'esercizio successivo.

Benefici fisiologici del riscaldamento

1. **Migliora il flusso sanguigno e l'apporto di ossigeno:** Quando inizi una routine di riscaldamento, la frequenza cardiaca aumenta, aumentando il flusso sanguigno ai muscoli. Questa maggiore circolazione sanguigna garantisce che più ossigeno raggiunga i tessuti muscolari. Una maggiore quantità di ossigeno prepara i muscoli a gestire uno sforzo maggiore, riducendo la probabilità di stiramenti o lesioni. Ad esempio, movimenti dinamici come i movimenti delle braccia, le oscillazioni delle gambe e le marce dolci aumentano gradualmente la frequenza cardiaca, migliorando la circolazione sanguigna senza sottoporre il corpo a uno sforzo eccessivo.

2. **Aumenta la temperatura muscolare:** Il riscaldamento aumenta anche la temperatura muscolare, migliorando le prestazioni e aiutando a prevenire gli infortuni. I muscoli più caldi sono più elastici e meno soggetti a strappi o tensioni durante lo stretching e l'allenamento della forza. Quando la temperatura muscolare aumenta, l'elasticità delle fibre

muscolari aumenta, consentendo loro di allungarsi e contrarsi in modo più efficace. Questa maggiore flessibilità riduce il rischio di lesioni ai tendini e ai legamenti perché possono rispondere meglio a movimenti improvvisi o intensi.

3. **Migliora la produzione di liquido sinoviale:** La mobilità articolare è un altro fattore importante per evitare infortuni. Durante il riscaldamento, il corpo produce più liquido sinoviale, che lubrifica le articolazioni e riduce l'attrito tra le ossa. Questa lubrificazione consente alle articolazioni di muoversi più agevolmente e riduce il rischio di lesioni articolari, in particolare durante gli esercizi che richiedono piegamenti, torsioni o sollevamento. Per chi soffre di sciatica o di lombalgia, un sistema articolare ben lubrificato consente una maggiore mobilità e un minor disagio.

Benefici neuromuscolari del riscaldamento

1. **Migliora la coordinazione e l'attivazione muscolare:** Una sessione di riscaldamento attiva i muscoli che verranno utilizzati nell'allenamento successivo, consentendo loro di impegnarsi pienamente e funzionare come un'unità. Quando i muscoli vengono attivati, possono coordinare meglio i loro movimenti, il che è particolarmente utile negli esercizi che richiedono equilibrio, stabilità e controllo. Gli esercizi di riscaldamento includono spesso allungamenti dinamici che imitano i movimenti primari dell'allenamento ma a un ritmo

più lento, consentendo al sistema nervoso di familiarizzare con i movimenti e migliorare la memoria muscolare.

2. **Prepara il sistema nervoso:** Il sistema nervoso ha un ruolo importante nella coordinazione e nella risposta del movimento. Il riscaldamento stimola gradualmente il sistema nervoso, consentendo al cervello e ai muscoli di comunicare in modo più efficace. Questa stimolazione migliora i riflessi, l'equilibrio e i tempi di reazione, tutti elementi necessari per evitare passi falsi, cadute o torsioni inaspettate che potrebbero causare lesioni. Il riscaldamento consente inoltre al cervello di prepararsi mentalmente per le esigenze dell'esercizio, il che aiuta a focalizzare l'attenzione sulla forma e sulla tecnica corrette.

Benefici psicologici del riscaldamento

1. **Migliora la concentrazione e la preparazione mentale:** Il riscaldamento si concentra non solo sulla preparazione fisica ma anche sulla prontezza mentale. Il riscaldamento ti consente di concentrarti sull'allenamento imminente, liberare la mente e impegnarti completamente in ogni movimento. Questo livello di concentrazione è particolarmente utile per i principianti e per le persone che soffrono di dolori cronici, poiché li aiuta ad acquisire sicurezza e consapevolezza del proprio corpo.

2. **Riduce l'ansia e aumenta la fiducia:** Un riscaldamento può aiutare le persone che sono nuove a fare esercizio o che si stanno riprendendo da un infortunio a sentirsi più in controllo e a familiarizzare con l'ambiente circostante. Iniziare con movimenti delicati e a basso impatto riduce l'ansia relativa all'attività fisica e aumenta la fiducia nella propria capacità di completare gli esercizi senza causare dolore o nuovi infortuni. Gli individui si sentono più sicuri nel tentare gli esercizi principali quando i loro muscoli sono preparati e i movimenti vengono praticati a un ritmo più lento.

Il riscaldamento non è un passaggio facoltativo, ma piuttosto una componente essenziale di un esercizio sicuro ed efficace. Prepara fisicamente il corpo aumentando la circolazione, aumentando la temperatura muscolare e attivando il sistema nervoso, fornendo anche benefici psicologici come maggiore concentrazione e fiducia. Per i principianti, gli anziani e le persone che soffrono di sciatica, un riscaldamento può fare la differenza tra un allenamento efficace e antidolorifico e uno pericoloso. Che si tratti di una semplice sessione di stretching o di una routine cardio leggera, il riscaldamento è fondamentale per evitare infortuni e ottenere il massimo da ogni sessione di allenamento.

Conseguenze Del Mancato Riscaldamento

Saltare un riscaldamento può causare una serie di problemi fisici e prestazionali. Ecco alcune delle principali conseguenze che possono derivare dal lanciarsi direttamente in una routine di esercizi senza un'adeguata preparazione:

1. Maggiore rischio di stiramenti e strappi muscolari: i muscoli freddi non hanno l'elasticità e la flessibilità dei muscoli riscaldati, rendendoli più suscettibili a strappi o stiramenti inaspettati. I muscoli si irrigidiscono e si estendono facilmente senza riscaldamento, in particolare durante movimenti intensi o frenetici.

2. Aumento del rischio di lesioni articolari: le articolazioni richiedono lubrificazione per muoversi agevolmente, il che si ottiene aumentando la produzione di liquido sinoviale durante il riscaldamento. Senza questo, le articolazioni possono irrigidirsi, aumentando la probabilità di distorsioni, in particolare a livello di ginocchia, anche e caviglie. Gli infortuni alle articolazioni possono essere particolarmente difficili per gli anziani o per coloro che soffrono di patologie come la sciatica, poiché il recupero può richiedere più tempo e causare ulteriori problemi di mobilità.

3. Gamma di movimento e flessibilità ridotta: un riscaldamento rilassa muscoli e legamenti, aumentando la flessibilità e la

gamma di movimento. Senza di esso, il corpo potrebbe sentirsi teso, limitando le prestazioni, riducendo l'efficienza del movimento e aumentando il rischio di allungamenti eccessivi o sforzi.

4. Scarsa coordinazione ed equilibrio: il sistema nervoso è essenziale per coordinare i movimenti. Il riscaldamento stimola questo sistema, migliorando la coordinazione muscolare e il tempo di reazione. Saltare questo passaggio può comportare una perdita di equilibrio e controllo, che può portare a passi falsi, scivolamenti o cadute involontarie, particolarmente pericolose per i principianti e gli anziani.

5. Resistenza ridotta e affaticamento precoce: il riscaldamento prepara i muscoli per una produzione efficiente di energia, necessaria per mantenere la resistenza durante l'esercizio. Saltare questo passaggio può causare affaticamento prematuro, rendendo l'allenamento più faticoso del necessario e potenzialmente abbreviandolo.

6. Aumento della frequenza cardiaca e respiratoria: un riscaldamento aumenta gradualmente la frequenza cardiaca e prepara il sistema cardiovascolare all'esercizio. Senza questa preparazione, una persona può sperimentare picchi improvvisi e fastidiosi della frequenza cardiaca o della respirazione, che possono causare vertigini, mancanza di respiro e, in alcuni casi, affaticamento del cuore.

7. Recupero ritardato e aumento del dolore: il riscaldamento riduce l'accumulo di acido lattico nei muscoli preparando gradualmente il corpo all'attività fisica. Senza di esso, i muscoli hanno maggiori probabilità di sentirsi doloranti e rigidi dopo l'esercizio, con conseguenti tempi di recupero e disagio più lunghi, in particolare per quelli con patologie legate ai muscoli.

8. Impreparazione mentale e diminuzione della concentrazione: saltare il riscaldamento ha un impatto sulla prontezza mentale. Un riscaldamento adeguato migliora la concentrazione mentale, stabilisce la forma corretta e aumenta la fiducia per l'allenamento imminente. Senza questo, è facile sentirsi affrettati, deconcentrati o distratti, aumentando la probabilità di utilizzare una tecnica scadente e rischiando ulteriori infortuni.

Saltare un riscaldamento può aumentare il rischio di infortuni, disagio e persino scarse prestazioni. Prendersi il tempo per riscaldarsi adeguatamente garantisce un allenamento più sicuro ed efficace con risultati migliori e benefici per la salute a lungo termine.

Semplici Routine Di Riscaldamento Per Sciogliere I Muscoli Tesi

1. Marciare sul posto (2-3 minuti)

Marciare sul posto è un modo semplice per aumentare la frequenza cardiaca e far circolare il sangue in tutto il corpo.

1. Stai in piedi con i piedi alla larghezza dei fianchi.
2. Sollevare un ginocchio all'altezza dell'anca, quindi passare all'altra gamba con un movimento di marcia.
3. Oscilla le braccia in modo naturale ad ogni marcia.
4. Continua per 2-3 minuti, concentrandoti su movimenti fluidi e controllati.

2. Cerchi con le braccia (1-2 minuti)

I cerchi con le braccia aiutano a sciogliere le spalle, la parte superiore della schiena e i muscoli del collo.

1. Estendi le braccia lungo i fianchi all'altezza delle spalle.
2. Inizia a creare piccoli cerchi con le braccia, aumentando gradualmente la dimensione dei cerchi.
3. Fallo per circa 30 secondi in una direzione, quindi cambia direzione.
4. Ripetere due volte per ciascuna direzione.

3. Stretching gatto-mucca (1-2 minuti)

Questo delicato allungamento, spesso utilizzato nello yoga, aiuta a mobilizzare la colonna vertebrale e a sciogliere i muscoli della parte bassa della schiena.

1. Inizia a quattro zampe, con i polsi sotto le spalle e le ginocchia sotto i fianchi.
2. Inspira mentre inarchi la schiena, abbassando la pancia verso il pavimento e sollevando il petto e il coccige (posizione della mucca).
3. Espira mentre giri la colonna vertebrale, portando il mento sul petto e avvicinando l'ombelico alla colonna vertebrale (posizione del gatto).
4. Continua a muoverti tra Gatto e Mucca per 1-2 minuti, muovendoti lentamente ad ogni respiro.

4. Oscillazioni delle gambe (1-2 minuti)

Le oscillazioni delle gambe aiutano ad allentare i flessori dell'anca, i muscoli posteriori della coscia e la parte bassa della schiena.

1. Mettiti accanto a un muro o a una sedia per sostenerti.
2. Oscilla una gamba avanti e indietro con un movimento controllato, mantenendo stabile la parte superiore del corpo.
3. Esegui 10-15 oscillazioni su ciascuna gamba.

4. Quindi, girati verso il muro o la sedia e fai oscillare ciascuna gamba da un lato all'altro per 10-15 oscillazioni per gamba.

5. Alzate di spalle (1-2 minuti)

Le alzate delle spalle alleviano la tensione sulle spalle e sul collo.

1. Stai in piedi o siediti comodamente con le braccia rilassate lungo i fianchi.
2. Inspira profondamente mentre sollevi entrambe le spalle verso le orecchie.
3. Espira mentre rilasci le spalle.
4. Ripeti per 1-2 minuti, mantenendo il movimento lento e controllato.

6. Delicate torsioni del busto (1-2 minuti)

Le torsioni del busto allentano la parte bassa della schiena e i lati, preparando il core al movimento.

1. Stai in piedi con i piedi alla larghezza dei fianchi e le mani sui fianchi.
2. Ruota lentamente il busto verso destra, poi verso sinistra.
3. Tieni i fianchi rivolti in avanti e ruota dalla vita.
4. Esegui 10-15 torsioni su ciascun lato.

7. Cerchi alle caviglie (1-2 minuti)

I cerchi per le caviglie sono ottimi per riscaldare caviglie e polpacci, particolarmente utili prima degli esercizi che implicano la posizione eretta o l'equilibrio.

1. Sedersi o alzarsi e sollevare leggermente un piede da terra.
2. Ruota lentamente la caviglia in senso orario per 10-15 giri.
3. Cambia direzione ed esegui 10-15 cerchi in senso antiorario.
4. Ripeti sull'altro piede.

8. Stretching dal ginocchio al petto (1-2 minuti)

Questo delicato allungamento allenta la tensione nella parte bassa della schiena, nei glutei e nei fianchi.

1. Sdraiati sulla schiena con le gambe distese.
2. Porta lentamente un ginocchio verso il petto, afferrandolo con entrambe le mani.
3. Mantieni l'allungamento per 15-20 secondi, quindi passa all'altra gamba.
4. Ripeti 2-3 volte su ciascun lato.

9. Inclinazioni pelviche (1-2 minuti)

Le inclinazioni pelviche aiutano ad attivare il core e ad allungare la parte bassa della schiena, rendendole eccellenti per alleviare la sciatica.

1. Sdraiati sulla schiena con le ginocchia piegate e i piedi appoggiati sul pavimento.
2. Premi lentamente la parte bassa della schiena sul pavimento inclinando il bacino verso l'alto.
3. Tieni premuto per alcuni secondi, quindi rilascia.
4. Ripeti questo movimento 10-15 volte, muovendoti lentamente.

10. Stretching laterali (1-2 minuti)

Gli allungamenti laterali aiutano ad aprire i lati del corpo, allungando gli obliqui e allentando la gabbia toracica.

1. Stai in piedi con i piedi alla larghezza dei fianchi e le braccia lungo i fianchi.
2. Allunga un braccio verso l'alto e verso il lato opposto, piegandoti delicatamente in vita.
3. Mantieni la posizione per alcuni secondi, quindi passa all'altro lato.
4. Ripeti 10-15 volte su ciascun lato.

Ciascuno di questi esercizi di riscaldamento è progettato per colpire diversi gruppi muscolari, migliorare la mobilità articolare e aumentare la circolazione, aiutando a preparare il corpo al movimento e a ridurre il rischio di lesioni.

CAPITOLO 4: ESERCIZI SEMPLICI PER IL SOLLIEVO DELLA SCIATICA

Prima di iniziare qualsiasi esercizio di cura per la sciatica, prenditi un minuto per verificare te stesso e valutare la tua condizione. La sciatica è un disturbo complesso che varia notevolmente da persona a persona, con sintomi che vanno dal lieve disagio al grave dolore. Comprendere i limiti del proprio corpo è fondamentale. Se avverti un estremo disagio, intorpidimento o debolezza, potrebbe indicare che il tuo problema richiede un trattamento o un intervento medico più personalizzato. Prendere appunti sui sintomi, sulla loro intensità e su eventuali fattori scatenanti potrebbe aiutarti a comunicare meglio le tue esigenze a un esperto sanitario.

Prima di iniziare qualsiasi piano di allenamento per la sciatica, consulta uno specialista sanitario, come un fisioterapista, un chiropratico o un medico. Un consulente può valutare il tuo caso specifico, identificare le ragioni alla base della tua sciatica e fornire un piano personalizzato per affrontare efficacemente i tuoi sintomi. Sebbene molti esercizi di base siano utili per la maggior parte delle persone, alcuni movimenti potrebbero non essere adatti a tipi specifici di sciatica, come quelli causati da ernia del disco, stenosi spinale o sindrome del piriforme. Un esperto sanitario può garantire che gli allenamenti che stai intraprendendo non peggiorano le tue condizioni e possono aiutarti a prevenire danni.

Un approccio personalizzato per alleviare la sciatica esaminerà non solo i muscoli e le posizioni esatte che causano il dolore, ma anche la salute generale, la mobilità e i livelli di forma fisica. Gli anziani e le persone con altre condizioni di salute, ad esempio, potrebbero aver bisogno di modificare gli allenamenti o ricevere ulteriore aiuto per svolgere particolari attività in sicurezza. Al contrario, le persone più giovani o fisicamente attive possono trarre beneficio da attività più vigorose. Lavorare con un professionista garantisce che le tue attività siano adattate alle tue specifiche esigenze di guarigione e che non causi più danni che benefici. Inoltre, un consulente potrà consigliarti quando continuare allenamenti più complessi e quando riposarti, garantendoti un recupero costante e senza intoppi.

1. Assi

Istruzioni:

1. Inizia sdraiandoti a faccia in giù con gli avambracci appoggiati sul pavimento e i gomiti direttamente sotto le spalle.
2. Solleva il corpo, mantenendolo in linea retta dalla testa ai talloni.
3. Coinvolgi il tuo core ed evita di lasciare che i fianchi si abbassino o si alzino.

4. Mantieni questa posizione il più a lungo possibile, mirando a 20-30 secondi, e aumenta gradualmente il tempo.
5. Mantieni il respiro costante e controllato durante tutta la presa.

2. Sollevamenti dei polpacci in piedi

Istruzioni:

1. Stare con i piedi alla larghezza dei fianchi, assicurandosi di trovarsi su una superficie piana e solida.
2. Solleva lentamente i talloni più in alto che puoi, in equilibrio sugli avampiedi.
3. Mantieni la posizione in alto per un momento, quindi abbassati lentamente.
4. Esegui 10-15 ripetizioni e ripeti per 2-3 serie.

3. Abduzione dell'anca

Istruzioni:

1. Stai dritto con un muro o una sedia come supporto.
2. Sollevare una gamba di lato, mantenendola dritta e mantenendo una buona postura.
3. Mantieni la posizione per un secondo, quindi riporta la gamba nella posizione iniziale.

4. Esegui 10-15 ripetizioni su ciascuna gamba, puntando a 2-3
   serie.

4. Esercizio a conchiglia

Istruzioni:

1. Sdraiati su un fianco con le ginocchia piegate con un angolo
   di 90 gradi e i piedi impilati.
2. Mantieni il bacino fermo mentre sollevi il ginocchio superiore
   tenendo i piedi uniti.
3. Fare una pausa in alto, quindi abbassare lentamente il
   ginocchio.
4. Esegui 10-15 ripetizioni su ciascun lato, completando 2-3
   serie.

5. Scivoli sul tallone

Istruzioni:

1. Sdraiati sulla schiena con le ginocchia piegate e i piedi
   appoggiati sul pavimento.
2. Fai scivolare lentamente un tallone lontano dal corpo,
   raddrizzando la gamba il più possibile.
3. Far scorrere il tallone nella posizione iniziale.

4. Alterna le gambe e completa 10-15 ripetizioni per ciascuna gamba, eseguendo 2-3 serie.

6. Torsione spinale da seduti

Istruzioni:

1. Siediti su una sedia con i piedi appoggiati sul pavimento e la schiena dritta.
2. Ruota il busto da un lato, portando la mano opposta allo schienale della sedia.
3. Mantieni la posizione per 15-30 secondi, quindi cambia lato.
4. Ripetere 2-3 volte per lato.

7. Ginocchio sulla spalla opposta

Istruzioni:

1. Sdraiati sulla schiena con le ginocchia piegate e i piedi appoggiati sul pavimento.
2. Porta un ginocchio verso la spalla opposta, tenendolo con entrambe le mani.
3. Mantieni l'allungamento per 15-30 secondi, quindi torna alla posizione di partenza.
4. Ripetere 2-3 volte per lato.

8. Stare su una gamba sola

Istruzioni:

1. Stai in piedi e sposta il peso su una gamba.
2. Sollevare l'altra gamba da terra e mantenere la posizione per 20-30 secondi.
3. Concentrati sul mantenere il tuo corpo stabile ed equilibrato.
4. Ripeti 2-3 volte per ciascuna gamba.

9. Riccioli per i tendini del ginocchio

Istruzioni:

1. Stai dritto con i piedi alla larghezza dei fianchi, tenendoti su una sedia robusta per mantenere l'equilibrio.
2. Piega lentamente un ginocchio, portando il tallone verso i glutei.
3. Mantieni la posizione per un secondo, quindi abbassa nuovamente la gamba.
4. Esegui 10-15 ripetizioni su ciascuna gamba, ripetendo per 2-3 serie.

10. Flessioni al muro

Istruzioni:

1. Stare a qualche metro di distanza da un muro e appoggiarvi le mani all'altezza delle spalle.
2. Abbassa il corpo verso il muro piegando i gomiti, mantenendo il corpo in linea retta.
3. Spingi indietro nella posizione di partenza, raddrizzando le braccia.
4. Esegui 10-15 ripetizioni, completando 2-3 serie.

11. Assi laterali

Istruzioni:

1. Sdraiati su un fianco con l'avambraccio sul pavimento e il gomito direttamente sotto la spalla.
2. Solleva i fianchi dal pavimento, formando una linea retta dalla testa ai talloni.
3. Mantieni la posizione per 15-30 secondi, quindi cambia lato.
4. Ripetere 2-3 volte per lato.

12. Allungamento dei quadricipiti

Istruzioni:

1. Stai dritto e afferra la caviglia dietro di te, tirando il tallone verso i glutei.
2. Tieni le ginocchia vicine ed evita di inarcare la schiena.
3. Mantieni l'allungamento per 15-30 secondi, quindi ripeti dall'altro lato.
4. Esegui 2-3 serie per gamba.

13. Allungamenti della parte bassa della schiena

Istruzioni:

1. Sdraiati sulla schiena con le ginocchia piegate e i piedi appoggiati sul pavimento.
2. Tira lentamente entrambe le ginocchia verso il petto, tenendole con le mani.
3. Mantieni la posizione per 15-30 secondi, quindi rilascia.
4. Ripeti 2-3 volte.

14. Allungamento dei tendini del ginocchio in piedi

Istruzioni:

1. Stai in piedi con una gamba estesa davanti a te e il tallone a terra.
2. Piegati lentamente in avanti dai fianchi mantenendo la schiena dritta.
3. Mantieni la posizione per 15-30 secondi, quindi cambia gamba.
4. Ripeti 2-3 volte per gamba.

15. Presse prone

Istruzioni:

1. Sdraiati a pancia in giù con le mani appoggiate sul pavimento sotto le spalle.
2. Spingi verso l'alto con le braccia, inarcando leggermente la schiena mantenendo i fianchi a terra.
3. Mantieni la posizione per qualche secondo, poi abbassati di nuovo.
4. Esegui 10-15 ripetizioni, completando 2-3 serie.

16. Esercizio sul ponte

Istruzioni:

1. Sdraiati sulla schiena con le ginocchia piegate e i piedi appoggiati sul pavimento, alla larghezza dei fianchi.
2. Premi i talloni e solleva i fianchi verso il soffitto, formando una linea retta dalle spalle alle ginocchia.
3. Mantieni la posizione per 1-2 secondi in alto, quindi abbassa lentamente i fianchi.
4. Ripeti per 10-15 ripetizioni, completando 2-3 serie.

17. Squat al muro

Istruzioni:

1. Stai con la schiena contro un muro e i piedi a pochi centimetri davanti a te.
2. Fai scivolare lentamente la schiena lungo il muro, piegando le ginocchia per formare un angolo di 90 gradi.
3. Mantieni lo squat per 10-30 secondi, quindi torna lentamente in piedi.
4. Esegui 10-15 ripetizioni per 2-3 serie.

18. Sollevamenti con la gamba tesa

Istruzioni:

1. Sdraiati sulla schiena con le gambe distese e le braccia lungo i fianchi.
2. Solleva lentamente una gamba verso l'alto, mantenendola impegnata ed evitando di inarcare la schiena.
3. Mantieni la posizione per un secondo in alto, quindi abbassa nuovamente la gamba.
4. Esegui 10-15 ripetizioni per ciascuna gamba, ripetendo per 2-3 serie.

19. Allungamenti dei glutei

Istruzioni:

1. Sdraiati sulla schiena con le ginocchia piegate e i piedi appoggiati sul pavimento.
2. Incrocia una caviglia sopra il ginocchio opposto per formare una figura a quattro.
3. Tira delicatamente la gamba non incrociata verso il petto per allungare i glutei.
4. Mantieni la posizione per 15-30 secondi, quindi cambia lato.
5. Ripetere 2-3 volte per lato.

20. Posa del gatto-mucca

Istruzioni:

1. Inizia a quattro zampe con le mani direttamente sotto le spalle
    e le ginocchia sotto i fianchi.
2. Inspira e inarca la schiena (posizione della mucca),
    sollevando il coccige e guardando in alto.
3. Espira e incurva la schiena (posizione del gatto), piegando il
    mento e il coccige.
4. Ripeti per 10-15 giri, scorrendo dolcemente tra le pose.

21. Allungamento del piriforme

Istruzioni:

1. Sdraiati sulla schiena con le ginocchia piegate e i piedi
    appoggiati sul pavimento.
2. Incrocia una gamba sull'altra, posizionando la caviglia sul
    ginocchio opposto.
3. Tira delicatamente la gamba non incrociata verso il petto per
    allungare il muscolo piriforme.
4. Mantieni la posizione per 15-30 secondi, quindi cambia lato.
5. Esegui 2-3 ripetizioni per lato.

22. Stretching dei tendini del ginocchio da sdraiati

Istruzioni:

1. Sdraiati sulla schiena con una gamba estesa e l'altra piegata.
2. Tieni la gamba estesa dietro la coscia o il polpaccio e tirala delicatamente verso di te per allungare il tendine del ginocchio.
3. Mantieni la posizione per 15-30 secondi, quindi cambia gamba.
4. Ripeti 2-3 volte per gamba.

23. Stretching dell'interno coscia

Istruzioni:

1. Sedersi sul pavimento con le gambe divaricate.
2. Inclinati in avanti dai fianchi mantenendo la schiena dritta.
3. Allunga le mani verso il pavimento o i piedi per un allungamento più profondo.
4. Mantieni la posizione per 15-30 secondi, poi rilassati.
5. Ripeti 2-3 volte.

24. Allungamento della coscia anteriore

Istruzioni:

1. Stai in piedi e afferra la caviglia dietro di te, tirando il tallone verso i glutei.
2. Tieni le ginocchia unite e i fianchi allineati.
3. Mantieni la posizione per 15-30 secondi, quindi cambia gamba.
4. Ripeti 2-3 serie per gamba.

25. Allungamento del polpaccio

Istruzioni:

1. Mettiti di fronte a un muro, appoggiando le mani su di esso per supporto.
2. Fai un passo indietro con una gamba, mantenendola dritta, e premi il tallone sul pavimento.
3. Mantieni la posizione per 15-30 secondi, quindi cambia gamba.
4. Esegui 2-3 ripetizioni per gamba.

26. Rotazione della parte bassa della schiena

Istruzioni:

1. Sdraiati sulla schiena con le ginocchia piegate e i piedi appoggiati sul pavimento.
2. Lascia cadere lentamente entrambe le ginocchia da un lato, mantenendo le spalle sul pavimento.
3. Mantieni la posizione per 15-30 secondi, quindi cambia lato.
4. Ripetere 2-3 volte per lato.

27. Posa del bambino

Istruzioni:

1. Inizia su mani e ginocchia, quindi siediti sui talloni con le braccia tese in avanti.
2. Abbassa la fronte a terra e rilassati durante l'allungamento.
3. Mantieni la posizione da 30 secondi a 1 minuto, concentrandoti sulla respirazione profonda.
4. Ripetere secondo necessità.

CAPITOLO 5: TECNICHE DI RILASSAMENTO E RESPIRAZIONE PER LA GESTIONE DEL DOLORE

Tecniche Per Rilassare Il Sistema Nervoso E Abbassare La Tensione Muscolare

Gestire la tensione muscolare e calmare il sistema nervoso è fondamentale per la salute generale, soprattutto per chi soffre di sciatica, stress o dolore cronico. La risposta del corpo allo stress, alle lesioni o al disagio si traduce spesso in muscoli tesi, che possono aggravare il dolore e impedire la guarigione. Gli individui che apprendono strategie per ridurre al minimo la tensione muscolare e calmare il sistema nervoso possono migliorare la qualità della vita, gestire meglio il dolore e promuovere un maggiore rilassamento. Ecco numerosi approcci consolidati per raggiungere questo obiettivo:

1. Esercizi di respirazione profonda

Gli esercizi di respirazione profonda sono uno dei modi più potenti per rilassare il sistema neurologico, alleviare la tensione muscolare e gestire lo stress. Gli individui che praticano una respirazione controllata e costante possono attivare il sistema nervoso parasimpatico - il sistema naturale di "riposo e digestione" del corpo - che contrasta la reazione di "lotta o fuga" innescata dallo stress. Questo processo rallenta la frequenza cardiaca, diminuisce la pressione sanguigna e favorisce il rilassamento, che aiuta ad alleviare lo stress sia fisico che mentale. Quella che segue è una guida estesa agli esercizi di respirazione profonda, che include molteplici tecniche, vantaggi e migliori pratiche per incorporarli nella vita quotidiana.

Prima di approfondire strategie specifiche, è importante comprendere la fisiologia fondamentale della respirazione. Quando respiriamo, l'ossigeno entra nei polmoni e viene scambiato con anidride carbonica nella circolazione. La respirazione superficiale e veloce, che è prevalente in situazioni stressanti o dolorose, è spesso correlata all'attivazione del sistema nervoso simpatico. La respirazione profonda e rilassata, invece, stimola il sistema nervoso parasimpatico, con conseguente rilassamento e riduzione della tensione muscolare.

Respirare profondamente dal diaframma, al contrario della respirazione toracica superficiale, assicura che i polmoni siano riempiti, migliorando l'assunzione di ossigeno e favorendo il rilassamento del sistema nervoso.

A. Respirazione diaframmatica (respirazione dal ventre)

La respirazione diaframmatica è il fondamento delle tecniche di respirazione più profonde. Per attivare completamente il diaframma, respira profondamente nella pancia anziché nel petto. Questa pratica promuove un rilassamento profondo ed è molto utile per ridurre l'ansia e la tensione e aumentare la capacità generale del corpo di rilassarsi.

Istruzioni:

1. Trova una posizione comoda, seduto o sdraiato. Se sei sdraiato, metti un cuscino sotto la testa e le ginocchia per un maggiore sostegno.
2. Tieni una mano sul petto e l'altra sull'addome (appena sotto la gabbia toracica).
3. Inspira profondamente attraverso il naso, permettendo al diaframma di espandersi e spingere in fuori l'addome. La mano sull'addome dovrebbe alzarsi mentre inspiri, ma la mano sul petto dovrebbe rimanere relativamente statica.
4. Trattenete il respiro per 2-4 secondi.
5. Espira dolcemente attraverso le labbra, rilasciando ogni tensione. Mentre l'aria esce dai polmoni, lascia che la mano scenda sull'addome.
6. Ripeti la tecnica per 5-10 minuti, concentrandoti sul graduale sollevamento e abbassamento dell'addome ad ogni respiro.

Vantaggi:

1. Attiva il sistema nervoso parasimpatico, che favorisce il rilassamento.

2. Riduce la tensione muscolare aumentando l'apporto di ossigeno ai muscoli.
3. Incoraggia la respirazione consapevole, che aiuta con attenzione e concentrazione.

B. Respirazione a scatola (respirazione quadrata)

La respirazione a scatola è un metodo di respirazione strutturato comunemente utilizzato per alleviare l'ansia e la tensione. Consiste nel respirare, trattenere il respiro, espirare e trattenere nuovamente il respiro in intervalli di tempo uguali, formando uno schema a "scatola". Questo approccio favorisce un'azione ritmica e rilassante sul corpo e sulla mente, particolarmente benefica in situazioni di stress.

Istruzioni:

1. Sedersi o sdraiarsi in una posizione comoda, con la colonna vertebrale dritta.
2. Inspira profondamente attraverso il naso per quattro secondi.
3. Trattenete il respiro per quattro secondi.
4. Espira lentamente e completamente attraverso la bocca contando fino a quattro secondi.
5. Trattenete il respiro per 4 secondi prima di fare l'inspirazione successiva.
6. Ripeti la tecnica per 5-10 minuti.

Vantaggi:

1. Riduce la tensione concentrando la mente sul respiro e mantenendo un ritmo costante.
2. Aiuta a ridurre la frequenza cardiaca e la pressione sanguigna.
3. Calma il sistema neurologico e favorisce un profondo rilassamento.

C. Tecnica di respirazione 4-7-8

La tecnica di respirazione 4-7-8 è un modo semplice ma efficace per favorire la calma e migliorare il sonno. Concentrandoti sul ritmo del tuo respiro, puoi ridurre istantaneamente lo stress e aiutare il tuo corpo a rilassarsi. È particolarmente efficace quando sei ansioso, agitato o cerchi di addormentarti.

Istruzioni:

1. Siediti o sdraiati in una posizione comoda, con la schiena dritta.
2. Chiudi gli occhi ed espira completamente attraverso la bocca, producendo un suono sibilante.
3. Inspira tranquillamente attraverso il naso per quattro secondi.
4. Trattenete il respiro per sette secondi.
5. Espira delicatamente attraverso le labbra per 8 secondi, generando un suono sibilante mentre lo fai.
6. Ripeti il ciclo 4-8 volte, concentrandoti sul ritmo del respiro.

Vantaggi:

1. Incoraggia la respirazione più profonda e lenta, promuovendo un senso di pace e relax.
2. Riduce l'ansia e la tensione attivando il sistema nervoso parasimpatico.
3. Aiuta il corpo a prepararsi al riposo, con conseguente migliore qualità del sonno.

D. Nadi Shodhana (respirazione a narici alternate)

Nadi Shodhana, conosciuta anche come respirazione a narici alternate, è un'antica pratica di pranayama (respirazione yogica) per bilanciare le energie del corpo e rilassare la mente. Respirare attraverso una narice alla volta aiuta a bilanciare gli emisferi destro e sinistro del cervello, a ridurre lo stress e ad aumentare la chiarezza mentale.

Istruzioni:

1. Sedersi in una posizione comoda, con la colonna vertebrale dritta e le spalle rilassate.
2. Usa il pollice destro per chiudere la narice destra.
3. Inspira profondamente dalla narice sinistra.
4. Chiudi la narice sinistra con l'anulare destro, quindi rilascia il naso destro.
5. Espira delicatamente e completamente dalla narice destra.
6. Inspira profondamente attraverso la narice destra.

7. Chiudi la narice destra mentre rilasci la sinistra.

8. Espira delicatamente e completamente dalla narice sinistra.

9. Ripeti per 5-10 minuti, concentrandoti sul flusso del respiro.

Vantaggi:

1. Riduce lo stress e l'ansia favorendo il senso di equilibrio.

2. Migliora la capacità polmonare e la funzione respiratoria.

3. Migliora la chiarezza mentale, l'attenzione e la concentrazione.

E. Respirazione risonante o coerente

La respirazione risonante è la pratica di respirare lentamente e ritmicamente per sincronizzare i ritmi naturali del corpo e favorire il rilassamento. Questo approccio è simile alla respirazione diaframmatica ma si concentra sulla riduzione della frequenza respiratoria a cinque o sei respiri al minuto, cosa che ha dimostrato di migliorare la variabilità della frequenza cardiaca e ridurre lo stress.

Istruzioni:

1. Sedetevi comodamente, con la schiena dritta e le spalle rilassate.

2. Inspira delicatamente attraverso il naso per 5 secondi.

3. Espira delicatamente attraverso il naso per cinque secondi.

4. Ripeti questo schema per 5-10 minuti, concentrandoti sulla respirazione calma e continua.

Vantaggi:

1. Migliora la variabilità della frequenza cardiaca, che indica un sistema nervoso autonomo sano.
2. Riduce l'ansia e la tensione favorendo un profondo rilassamento.
3. Migliora il benessere emotivo generale e la chiarezza mentale.

F. Conteggio dei respiri

Il conteggio dei respiri è una pratica semplice ma efficace per rilassare la mente e alleviare lo stress. Si tratta di contare ogni inspirazione ed espirazione, il che aiuta a dirigere l'attenzione della mente lontano dalle idee spiacevoli e sul momento presente.

Istruzioni:

1. Siediti comodamente, con la schiena dritta.
2. Chiudi gli occhi e fai un respiro profondo attraverso il naso.
3. Mentre espiri, conta tranquillamente "uno".
4. Alla prossima inspirazione, conta "due" mentre inspiri.
5. Continua a contare ogni respiro finché non raggiungi dieci. Una volta arrivati a dieci, ricomincia da uno.
6. Se la tua mente vaga, riporta dolcemente la tua attenzione alla procedura di respirazione e conteggio.

Vantaggi:

1. Mantiene la mente concentrata sul respiro, il che aiuta a rilassarsi.
2. Incoraggia la consapevolezza e la presenza nel momento.
3. Riduce lo stress e l'ansia inducendo un profondo rilassamento.

Gli esercizi di respirazione profonda sono pratiche facili, efficaci e adattabili che chiunque, ovunque, può eseguire per alleviare la tensione muscolare e calmare il sistema nervoso. Dalla respirazione diaframmatica alla respirazione a narici alternate, queste tecniche attivano i meccanismi di rilassamento intrinseci del corpo, riducendo l'ansia e promuovendo un senso di calma e benessere. Adottando la respirazione profonda nella tua routine quotidiana, puoi ridurre lo stress, alleviare il dolore e migliorare la tua salute mentale e fisica generale.

2. Rilassamento muscolare progressivo (PMR)

Il rilassamento muscolare progressivo (PMR) è una tecnica molto efficace che prevede la tensione e il rilassamento sistematico di vari gruppi muscolari in tutto il corpo. La PMR, inventata dal dottor Edmund Jacobson negli anni '30, si basa sull'idea che il rilassamento fisico può avere un effetto calmante sulla mente e viceversa. Gli individui possono alleviare la tensione fisica così come lo stress mentale e le preoccupazioni contraendo attivamente e poi rilassando ciascun gruppo muscolare.

L'approccio ha due componenti principali:

❖ La tensione implica contrarre attivamente un gruppo muscolare per alcuni secondi.

❖ Il rilassamento è il processo di allentamento della tensione e di concentrazione su una sensazione di rilassamento per un lungo periodo di tempo.

Questo ciclo di tensione e rilassamento può aiutare il corpo a distinguere tra tensione e rilassamento, rendendo più facile identificare e gestire lo stress nel tempo. La PMR è molto utile per le persone che soffrono di dolore cronico, rigidità muscolare, ansia e disturbi legati allo stress.

La PMR lavora per fermare il ciclo di tensione muscolare e stress. Quando una persona è apprensiva o stressata, il corpo in genere risponde contraendo i muscoli in numerose regioni. Questa contrazione muscolare involontaria fa parte della reazione di "lotta o fuga" del corpo, che serve a prepararlo all'azione. Tuttavia, quando questa tensione diventa persistente, può causare disagio e persino aggravare dolori preesistenti, come la sciatica, il mal di schiena o il mal di testa da tensione.

Gli individui che praticano la PMR possono ridurre le conseguenze di una tensione muscolare prolungata. La pratica allena il corpo a rilevare e rilasciare tensioni indesiderate, che possono aiutare ad alleviare il dolore e l'ansia. Il rilassamento che avviene dopo ogni contrazione muscolare attiva anche il sistema nervoso parasimpatico (il sistema "riposa e digerisci"), che favorisce il rilassamento e la guarigione.

Benefici del rilassamento muscolare progressivo:

1. Riduce la tensione muscolare: uno dei vantaggi principali della PMR è il rilascio della tensione muscolare fisica, che può aiutare con il disagio, in particolare nelle aree strette come la parte bassa della schiena, il collo, le spalle e i fianchi. Ciò è particolarmente utile per le persone che soffrono di sciatica, poiché i muscoli tesi possono aumentare il disagio nervoso.

2. Riduce l'ansia e lo stress: concentrandosi sul processo di tensione e rilascio dei muscoli, la PMR aiuta le persone a gestire i sintomi fisici di ansia e stress. Migliora il rilassamento spostando l'attenzione dai pensieri negativi alle sensazioni del corpo.

3. Migliora il sonno: gli studi hanno dimostrato che la pratica regolare della PMR aiuta le persone ad addormentarsi più velocemente e a dormire più profondamente e in modo più riposante. Il rilassamento che offre può aiutare ad alleviare la rigidità fisica e la tensione mentale, che spesso possono interferire con una buona notte di sonno.

4. Aumenta la consapevolezza del corpo: la PMR aiuta le persone a diventare più consapevoli di dove è immagazzinato lo stress nel loro corpo. Alcune persone, ad esempio, possono inconsciamente serrare le mascelle o mantenere la tensione nelle spalle. Una maggiore consapevolezza di questi modelli consente alle persone di compiere sforzi proattivi per correggerli prima che causino disagio o dolore.

5. Migliora il rilassamento generale: la concentrazione intenzionale sulla tensione e sul rilascio dei gruppi muscolari genera un profondo livello di rilassamento, rendendo più semplice per il corpo il recupero dall'attività fisica o dallo stress. Questo rilassamento si estende oltre i muscoli fino al sistema nervoso, favorendo la salute mentale generale.

Come praticare il rilassamento muscolare progressivo

La PMR può essere eseguita in un ambiente tranquillo e confortevole dove non sarai distratto. Non richiede alcuna attrezzatura aggiuntiva, anche se ad alcune persone piace sdraiarsi su un tappetino o su una superficie morbida per esercitarsi. Ecco una guida passo passo per eseguire la PMR.

Passaggio 1: trova uno spazio tranquillo

Scegli una zona tranquilla e confortevole dove rilassarti senza distrazioni. Potrebbe essere uno spazio tranquillo a casa o un angolo sereno dell'ufficio. Per partecipare completamente alla tecnica, devi prima sentirti sicuro e a tuo agio.

Passaggio 2: sedersi o sdraiarsi comodamente

La PMR può essere eseguita stando seduti o sdraiati, purché si sia rilassati. Se sei sdraiato, assicurati che il tuo corpo sia sostenuto da una superficie dura e che la testa, il collo e la colonna vertebrale siano allineati.

Passaggio 3: fai diversi respiri profondi

Fai qualche respiro profondo prima di iniziare a contrarre i muscoli. Inspira profondamente attraverso il naso, permettendo ai polmoni di espandersi completamente, quindi espira delicatamente attraverso la bocca. Ciò ti aiuterà a calmare il tuo sistema nervoso e a prepararti al processo di rilassamento.

Passaggio 4: iniziare con la parte inferiore del corpo

❖ Inizia dai piedi e procedi gradualmente verso la testa, concentrandoti su un gruppo muscolare alla volta. I passaggi per ciascun gruppo muscolare sono i seguenti:

❖ Inspira e contrai i muscoli di una certa sezione del corpo. Mantenere la tensione per circa 5-10 secondi. Stringere i muscoli senza sforzare o produrre dolore.

❖ Espira e rilascia la tensione nei muscoli. Concentrati sulla sensazione di rilassamento mentre i tuoi muscoli si ammorbidiscono e si sciolgono. Cerca di mantenere uno stato rilassato per almeno 15-20 secondi, concentrandoti sul contrasto tra tensione e rilassamento.

❖ Passa al gruppo muscolare successivo: una volta che un gruppo muscolare è stato rilassato, passa a quello successivo. Ripeti il metodo per ogni parte del corpo.

Ecco una ripartizione dei gruppi muscolari da colpire:

❖ Arriccia le dita dei piedi e contrai i muscoli dei piedi. Tenere premuto per 5-10 secondi e poi rilasciare. Notare il contrasto tra tensione e rilassamento.

❖ Stringi i muscoli del polpaccio puntando le dita dei piedi e flettendole. Tenere premuto per alcuni secondi e poi rilasciare.

❖ Rassoda le cosce stringendole insieme. Tieni premuto e poi rilascia.

❖ Succhia e stringi i muscoli addominali. Tenere premuto per alcuni secondi, quindi rilasciare.

❖ Fai un bel respiro e contrai i muscoli del torace. Trattenete, poi espirate e rilassatevi.

❖ Chiudi i pugni e sforza gli avambracci, quindi rilassati e lascia andare.

❖ Alza le spalle fino alle orecchie, poi trattieni e rilascia. Quindi, inclina delicatamente la testa da un lato all'altro.

❖ Stringi i muscoli facciali accartocciando la fronte, socchiudendo gli occhi e stringendo la mascella. Tenere premuto per alcuni secondi, quindi rilasciare.

Passaggio 5: ripetere il processo

Dopo aver completato la scansione dell'intero corpo, puoi ripetere il processo per approfondire il tuo rilassamento. Ad alcune persone piace colpire un gruppo muscolare specifico che è particolarmente contratto o rigido, come il collo o la parte bassa della schiena.

Passaggio 6: terminare con una respirazione profonda

Dopo aver terminato il ciclo di rilassamento, prenditi qualche minuto per respirare profondamente e rilassarti. Inspira delicatamente attraverso il naso, estendendo l'addome, quindi espira lentamente attraverso la bocca. Consenti al tuo corpo di rilassarsi completamente e goditi il senso di serenità che hai raggiunto.

Il rilassamento muscolare progressivo è un ottimo modo per alleviare la tensione muscolare e calmare il sistema nervoso. Che tu abbia a che fare con dolore cronico, tensione o semplicemente desideri rilassarti di più, la PMR può aiutarti a raggiungere un livello più profondo di serenità e chiarezza mentale. Aggiungendo la PMR alla tua routine quotidiana, puoi diventare più consapevole dello stress del tuo corpo e imparare a rilasciarlo deliberatamente, migliorando il rilassamento a lungo termine, l'alleviamento del dolore e la salute mentale.

3. Meditazione e consapevolezza

La meditazione e la consapevolezza sono strategie efficaci per rilassare il sistema neurologico e abbassare la tensione muscolare. Queste strategie non solo aiutano nella gestione dello stress, ma forniscono anche un approccio globale per affrontare i problemi fisici ed emotivi che contribuiscono al dolore cronico, come la sciatica.

La meditazione e la consapevolezza aiutano le persone a focalizzare la propria attenzione e a regolare le proprie risposte emotive allo stress e al disagio. Quando siamo agitati o soffriamo, il nostro sistema nervoso simpatico viene attivato, innescando la reazione di lotta o fuga. Ciò aumenta la frequenza cardiaca, la respirazione superficiale e la tensione muscolare, tutti fattori che possono esacerbare il disagio e rendere difficile il rilassamento.

La meditazione e la consapevolezza, invece, stimolano il sistema nervoso parasimpatico, che regola le condizioni di riposo e digestione del corpo. Questo cambiamento favorisce una respirazione più lenta, una frequenza cardiaca più bassa e il rilascio di endorfine, che sono composti naturali nel corpo che alleviano il dolore e favoriscono il rilassamento. Queste tecniche aiutano a ridurre l'impressione di stress e disagio favorendo la consapevolezza del momento presente e incoraggiando l'accettazione senza giudizio, consentendo al corpo di lasciare andare la tensione e ritrovare l'equilibrio più facilmente.

A. Tecniche di meditazione per ridurre la tensione muscolare

La meditazione può assumere molte forme diverse, ma tutte comportano lo sviluppo di attenzione focalizzata, consapevolezza e rilassamento. Di seguito sono riportate alcune tecniche di meditazione popolari per calmare il sistema nervoso, ridurre la tensione muscolare e aumentare la chiarezza mentale.

1. Meditazione guidata

La meditazione guidata è la scelta ideale per i principianti poiché comporta l'ascolto della voce di un insegnante o istruttore mentre ti guida attraverso una serie di visualizzazioni o tecniche di rilassamento. Le meditazioni guidate per la tensione muscolare e la sciatica possono includere scansioni del corpo, rilassamento profondo e immagini che aiutano la guarigione e la riduzione del dolore.

Istruzioni:

1. Trova un posto tranquillo e comodo dove sederti o sdraiarti.
2. Per rilassarti, chiudi gli occhi e fai diversi respiri profondi.

3. Ascolta una meditazione guidata su un'app, su YouTube o in una sessione registrata. Concentrati sulla voce dell'istruttore mentre ti guida attraverso il processo di rilassamento di ciascun gruppo muscolare, iniziando dalle dita dei piedi fino alla testa.

4. Mentre procedi, immagina che ogni parte del tuo corpo diventi calda e rilassata. Questo può aiutare ad alleviare la tensione nella schiena, nelle gambe e nei fianchi, che sono comunemente colpiti dalla sciatica.

La meditazione guidata si concentra spesso sull'alleviamento della tensione mentale e dello stress, che possono presentarsi come rigidità fisica. È particolarmente utile per le persone che hanno difficoltà a rilassarsi da sole.

2. Meditazione sulla scansione del corpo

La meditazione di scansione corporea è una pratica di consapevolezza in cui scansioni mentalmente il tuo corpo per identificare aree di tensione o disagio. Questa tecnica promuove la consapevolezza senza giudizio e l'accettazione delle sensazioni del proprio corpo, il che può aiutare ad alleviare lo stress e la tensione muscolare.

Istruzioni:

1. Sdraiati in una postura comoda, sulla schiena o seduto, e chiudi gli occhi.

2. Concentra la tua attenzione sul respiro. Considera la sensazione dell'aria che entra ed esce dal tuo corpo.

3. Inizia dalle dita dei piedi, notando eventuali sensazioni di calore, tensione o disagio. Riconosci le sensazioni senza giudizio e poi rilassa intenzionalmente l'area.

4. Muoviti gradualmente lungo il corpo, esaminando ogni sezione (piedi, gambe, fianchi, addome, torace, braccia, collo e testa). Man mano che diventi consapevole delle regioni di tensione, lavora per rilassarle.

5. Se avverti dolore o senso di oppressione, prova ad ammorbidirlo e rilasciarlo ad ogni respiro.

Questo tipo di meditazione non solo allevia la tensione muscolare, ma aiuta anche le persone a sviluppare una maggiore consapevolezza del corpo, necessaria per identificare e trattare le fonti di dolore e sofferenza.

3. Meditazione della gentilezza amorevole (Metta)

La meditazione della gentilezza amorevole, conosciuta anche come Metta, mira a coltivare compassione e pensieri positivi per se stessi e gli altri. Questa pratica può aiutare a ridurre al minimo il carico emotivo del dolore cronico e dello stress creando un senso di serenità, calore e gentilezza, che servono a rilassare il sistema nervoso.

Istruzioni:

1. Siediti comodamente con gli occhi chiusi, poi fai qualche respiro profondo per concentrarti.
2. Inizia ripetendo tranquillamente espressioni di amore e compassione, come:

   ❖ *"Posso essere felice?"*

   ❖ *"Posso stare tranquillo?"*

   ❖ *"Posso essere libero dalla sofferenza?"*

   ❖ *"Posso essere sano?"*

3. Mentre ripeti queste frasi, immagina di inviare energia amorevole a te stesso, riempiendo il tuo corpo di calore e compassione.
4. Dopo aver trascorso un po' di tempo concentrandoti su te stesso, puoi estendere gradualmente i tuoi desideri agli altri, cominciando da quelli più vicini e progredendo a tutti gli esseri viventi.

La meditazione della gentilezza amorevole promuove buoni sentimenti, che migliorano il modo in cui affrontiamo il disagio. Gli individui possono trasformare il proprio pensiero concentrandosi sulla compassione e sulla gentilezza, ottenendo uno stato d'animo più rilassato e livelli più bassi di stress e sofferenza.

B. Tecniche di consapevolezza per aiutare a ridurre la tensione muscolare e lo stress

La consapevolezza è la pratica di essere completamente presenti e coinvolti nel momento senza esprimere giudizi. Implica osservare i propri pensieri, sentimenti e sensazioni corporee mentre si verificano piuttosto che reagire ad essi. Nel contesto della tensione muscolare e del trattamento del dolore, la consapevolezza aiuta le persone a diventare più consapevoli dei piccoli cambiamenti nel proprio corpo, consentendo loro di alleviare la tensione prima che diventi cronica.

1. Respirazione consapevole

La respirazione consapevole è una delle strategie più basilari ed efficaci per alleviare lo stress e la tensione muscolare. Gli individui possono concentrare la propria attenzione lontano dal disagio e in uno stato di serenità concentrandosi sulla respirazione. Respirare dolcemente e profondamente aiuta anche il corpo a rilassarsi e ad alleviare la tensione.

Istruzioni:

1. Siediti o sdraiati in una posizione comoda.
2. Presta attenzione al tuo respiro, sperimentando la sensazione dell'aria che entra ed esce dal tuo corpo.
3. Inspira attraverso il naso, lasciando che la pancia si sollevi, ed espira dolcemente attraverso la bocca.

4. Se i tuoi pensieri iniziano a vagare, riporta dolcemente la tua concentrazione sul respiro senza giudizio.

La respirazione consapevole può essere molto utile quando si affronta la sciatica o altri dolori cronici. Aiuta a spostare l'attenzione dall'agonia al rilassamento, facilitando la gestione del dolore e alleviando la tensione muscolare.

2. Movimento consapevole

Il movimento consapevole implica impegnarsi in un'attività fisica delicata mantenendo la piena consapevolezza delle sensazioni e dei movimenti del corpo. Questa pratica è abbastanza simile allo yoga, al tai chi e al qigong, che enfatizzano tutti movimenti lenti e deliberati mescolati alla consapevolezza del respiro.

Istruzioni:

1. Camminare, fare stretching o fare yoga sono esempi di attività lente e delicate che puoi svolgere comodamente. Mentre ti muovi, concentra tutta la tua attenzione sulla sensazione del tuo corpo in movimento.
2. Concentrati su ogni respiro e su come fluisce con i tuoi movimenti. Presta attenzione alle regioni di tensione e lavora per ammorbidirle ad ogni inspirazione ed espirazione.

Questa tecnica non solo allevia lo stress fisico ma aumenta anche la consapevolezza dei modelli abituali di tensione nel corpo, consentendo un rilassamento più profondo.

Il movimento consapevole può aiutare le persone a connettersi più profondamente con il proprio corpo e a diventare più consapevoli di dove trattengono lo stress, consentendo loro di rilasciarlo gradualmente nel tempo.

I vantaggi della meditazione e della consapevolezza per alleviare la sciatica

La meditazione e la consapevolezza forniscono numerosi benefici alle persone che soffrono di sciatica e dolore cronico:

1. Riduzione del dolore: concentrandosi sul momento presente e adottando un atteggiamento non giudicante nei confronti del dolore, le persone possono cambiarne la percezione. La meditazione e la consapevolezza aiutano a diminuire l'intensità del dolore incoraggiando la calma e il distacco emotivo.

2. Rilassamento muscolare: queste tecniche attivano il sistema nervoso parasimpatico, che fa rilassare il corpo, abbassando la tensione muscolare e favorendo la guarigione.

3. Miglioramento del sonno: il dolore cronico può disturbare il sonno, ma è stato dimostrato che la meditazione e la

consapevolezza migliorano la qualità del sonno riducendo la tensione e aumentando il rilassamento.

4. Regolazione emotiva: la meditazione e la consapevolezza aiutano le persone a sviluppare la resilienza emotiva, consentendo loro di gestire meglio lo stress e la frustrazione che spesso il dolore cronico porta con sé.

La meditazione e la consapevolezza sono metodi estremamente efficaci per rilassare il sistema neurologico e alleviare la tensione fisica. Gli individui che soffrono di sciatica e di altri tipi di dolore cronico possono migliorare il loro benessere generale implementando queste attività nella loro vita quotidiana. Attraverso la meditazione guidata, le scansioni del corpo, le pratiche di gentilezza amorevole o la respirazione e il movimento consapevoli, queste tecniche forniscono modi semplici e naturali per migliorare il rilassamento, alleviare il dolore e recuperare il controllo del proprio corpo e della propria mente.

4. Terapia del caldo e del freddo

La terapia del caldo e del freddo sono terapie popolari, a basso costo e non invasive per alleviare il dolore, rilassare i muscoli e migliorare il recupero da varie lesioni o malattie, inclusa la sciatica. Entrambe le terapie funzionano regolando il flusso sanguigno, diminuendo l'infiammazione e promuovendo il rilassamento muscolare. Comprendere come e quando applicare ciascuna terapia consente di ridurre con successo il disagio, migliorare la mobilità e accelerare il processo di guarigione.

A. Terapia del calore

Il trattamento termico agisce aumentando il flusso sanguigno nell'area di disagio o tensione, rilassando i muscoli rigidi, alleviando il dolore e promuovendo la guarigione. Quando il calore viene erogato in un'area specifica, i vasi sanguigni si dilatano, aumentando la circolazione e consentendo a più ossigeno e sostanze nutritive di entrare nei tessuti. Questo può anche aiutare a eliminare le tossine e i rifiuti metabolici che potrebbero essersi accumulati nei muscoli e nei tessuti, accelerando la guarigione.

Come funziona la terapia del calore:

1. Il calore è efficace nel rilassare i muscoli rigidi, aumentare l'elasticità e ridurre gli spasmi muscolari. È molto efficace contro il dolore cronico, la rigidità e la tensione muscolare.
2. Il calore provoca l'allargamento dei vasi sanguigni, consentendo una migliore circolazione. Questo aumento del flusso sanguigno aiuta a fornire ossigeno e sostanze nutritive ai muscoli, accelerando il processo di riparazione.
3. Il calore può aiutare ad alleviare il dolore calmando i muscoli doloranti, diminuendo la rigidità articolare e aumentando il rilassamento. Promuove inoltre il rilascio di endorfine, gli antidolorifici naturali del corpo.
4. Il calore può migliorare la flessibilità dei tessuti, rendendo le articolazioni e i muscoli più facili da muovere e allungare. Ciò

è utile per disturbi come la sciatica, in cui flessibilità e movimento possono essere ostacolati a causa della tensione muscolare.

Tipi di terapia del calore:

1. Il calore umido, come asciugamani caldi, impacchi caldi o una doccia calda, è particolarmente indicato per i tessuti muscolari più profondi. L'umidità migliora la penetrazione del calore e mantiene la fonte di calore calda più a lungo.
2. Le fonti di calore secco, come termofori, coperte elettriche e sacchetti di riso riscaldati, sono utili e possono fornire un rapido comfort. Tuttavia, potrebbero non penetrare così in profondità nei muscoli come il calore umido.
3. Immergere il corpo in acqua calda rilassa i muscoli e riduce lo stress. I sali di Epsom nel bagno possono potenziare l'effetto rilassante poiché contengono magnesio, che rilassa i muscoli e allevia il dolore.
4. Gli impacchi o i cerotti termici sono spesso cerotti adesivi che possono essere applicati direttamente sulla parte interessata della pelle. Forniscono calore continuo e moderato per ore e sono particolarmente efficaci per alleviare il dolore localizzato.

Quando utilizzare la terapia del calore:

1. Tensione muscolare cronica: il calore è efficace per alleviare il dolore cronico e la rigidità muscolare. Il calore aiuta ad

allungare i muscoli tesi e ad alleviare la rigidità articolare, il che è benefico per condizioni come sciatica, artrite e fibromialgia.

2. Prima dell'esercizio o dello stretching: l'uso del calore per riscaldare i muscoli li aiuta a diventare più flessibili e meno inclini agli infortuni.

3. Il calore è utile anche per il rilassamento generale e per alleviare lo stress, poiché può aiutare ad alleviare la tensione muscolare prodotta dallo stress o dall'ansia.

Precauzioni per la terapia del calore:

❖ Il calore non deve essere applicato sulle regioni gonfie o infiammate, poiché può esacerbare la malattia.

❖ Evitare di applicare calore su ferite o tagli esposti.

❖ Se soffri di diabete o hai problemi di circolazione, consulta il tuo medico prima di usare la terapia del calore perché può danneggiare la capacità del corpo di regolare la temperatura.

B. Terapia del freddo

Il trattamento del freddo, noto anche come crioterapia, è il processo di applicazione di ghiaccio o impacchi freddi su una parte specifica del corpo per ridurre l'infiammazione, il dolore intorpidito e limitare il flusso sanguigno. Il freddo ha un effetto anestetizzante che può ridurre temporaneamente il dolore inibendo l'attivazione delle terminazioni nervose nella regione interessata. Riduce inoltre il gonfiore restringendo le arterie sanguigne, rallentando il flusso del fluido nell'area.

Come funziona la terapia del freddo:

1. La terapia del freddo aiuta a ridurre l'infiammazione diminuendo il flusso sanguigno nell'area interessata. Ciò è particolarmente utile per lesioni acute, come stiramenti, distorsioni o riacutizzazioni di disturbi come la sciatica, dove il gonfiore può esacerbare il dolore.
2. La terapia del freddo funziona come un anestetico naturale, intorpidendo l'area e attenuando i segnali di dolore al cervello. Ciò può fornire un sollievo rapido e temporaneo dal dolore acuto e lancinante.
3. La terapia del freddo previene il gonfiore restringendo i vasi sanguigni, riducendo il flusso di liquidi nell'area interessata e limitando il danno tissutale nelle prime fasi della lesione.
4. L'applicazione del ghiaccio sulla zona interessata potrebbe ridurre gli spasmi muscolari e lo stress rallentando l'attività muscolare, interrompendo così il ciclo del dolore.

Tipi di terapia del freddo:

1. Impacchi di ghiaccio: un modo semplice ed efficace è avvolgere un impacco di ghiaccio in un panno o un asciugamano. Per evitare il congelamento, non posizionare il ghiaccio direttamente sulla pelle. Gli impacchi di ghiaccio possono essere utilizzati per 15-20 minuti a intervalli di poche

ore per le prime 48-72 ore successive a un infortunio o a una riacutizzazione.

2. Impacchi di gel freddo: si tratta di impacchi di gel riutilizzabili che possono essere congelati e utilizzati nelle regioni colpite. Sono flessibili e possono adattarsi ai contorni del corpo, rendendoli adatti al trattamento di disturbi localizzati come la sciatica o il mal di schiena.

3. Il massaggio con ghiaccio prevede lo sfregamento di un cubetto di ghiaccio o di un impacco di ghiaccio con un movimento circolare sulla zona interessata per fornire un sollievo immediato dal dolore e dall'infiammazione. Questo metodo ha successo in aree più piccole e localizzate.

4. Bendaggi a compressione fredda: questi bendaggi combinano la terapia del freddo e una leggera compressione per ridurre il gonfiore e fornire un sollievo continuo. Sono tipicamente utilizzati per lesioni articolari, ma possono anche essere usati per trattare il dolore muscolare.

Quando utilizzare la terapia del freddo:

1. La terapia del freddo è più efficace subito dopo un infortunio o una riacutizzazione dell'infiammazione. Ad esempio, se avverti un improvviso dolore alla sciatica o uno stiramento muscolare, l'applicazione del freddo può aiutare a ridurre il gonfiore e alleviare il disagio.

2. La terapia del freddo è utile per ridurre gli spasmi muscolari, soprattutto se applicata subito dopo che il muscolo inizia a

presentare crampi. Aiuta a diminuire la contrazione involontaria del muscolo.

3. Se ti sforzi eccessivamente durante un esercizio o un allenamento, la terapia del freddo può aiutare a ridurre l'infiammazione e il disagio muscolare.

Precauzioni per la terapia del freddo

❖ Per evitare congelamento o danni ai tessuti, non applicare il freddo per più di 20 minuti alla volta.

❖ Se hai problemi di circolazione, non usare la terapia del freddo perché potrebbe peggiorare la tua condizione.

❖ Non applicare mai il ghiaccio sulla pelle esposta; utilizzare invece una barriera come un asciugamano o un panno per evitare il contatto diretto con il ghiaccio.

Terapia alternata di caldo e freddo (terapia di contrasto)

In altre circostanze, l'alternanza tra la terapia del caldo e quella del freddo può produrre risultati ancora più benefici. Questa procedura, nota come terapia di contrasto, consiste nel fornire calore per un periodo specificato, seguito dalla terapia del freddo e nella ripetizione del ciclo. Gli effetti alternati del caldo e del freddo aumentano il flusso sanguigno, riducono l'infiammazione e favoriscono la guarigione in modo equilibrato.

Come funziona:

1. Prima il calore: applica calore sulla zona interessata per 10-15 minuti per aumentare il flusso sanguigno e rilassare i muscoli.
2. Terapia del freddo: dopo il calore, applicare 10-15 minuti di terapia del freddo per ridurre l'infiammazione e il disagio intorpidito.
3. Ripetere: alternare caldo e freddo per 30-45 minuti, terminando con la terapia del freddo per ridurre il gonfiore.

La terapia del caldo e del freddo sono metodi efficaci per trattare la tensione muscolare, il disagio e l'infiammazione, in particolare in disturbi come la sciatica. Il calore rilassa i muscoli e migliora la circolazione, mentre il freddo riduce il gonfiore e intorpidisce il disagio acuto. Gli individui che utilizzano correttamente entrambi i metodi possono ottenere un migliore sollievo dal dolore, una guarigione più rapida e una maggiore mobilità. Valuta sempre la natura del tuo disturbo e ascolta il tuo corpo quando decidi quale terapia utilizzare e, se necessario, consulta un esperto sanitario per consigli più personalizzati.

5. Aromaterapia e olio essenziale

L'aromaterapia è un'antica pratica terapeutica che utilizza estratti vegetali naturali noti come oli essenziali per migliorare il benessere fisico, emotivo e psicologico. L'aromaterapia, che sfrutta il potere del profumo, può influenzare sia la mente che il corpo, aiutando a ridurre lo stress, alleviare la tensione muscolare e rilassare il sistema neurologico. Gli oli essenziali per aromaterapia derivano da una varietà di parti di piante, inclusi fiori, foglie, radici, corteccia e semi, e ciascun olio presenta vantaggi distinti.

L'aromaterapia funziona in vari modi per promuovere il rilassamento muscolare e il benessere generale. L'aroma degli oli essenziali viene respirato attraverso il naso ed elaborato dal sistema olfattivo prima di essere trasmesso al cervello, compreso il sistema limbico, che è responsabile delle emozioni, dei ricordi e di alcuni processi corporei come il battito cardiaco e la pressione sanguigna. Ecco perché le fragranze possono avere un impatto così forte sulle nostre emozioni e sul nostro stato fisico. Se utilizzata correttamente, l'aromaterapia può aiutare ad alleviare lo stress e la tensione muscolare e indurre uno stato di rilassamento che favorisce la guarigione.

L'aromaterapia funziona utilizzando il senso dell'olfatto per suscitare reazioni fisiologiche che aiutano nel rilassamento e nella guarigione. Quando inspiri l'aroma di un olio essenziale, le molecole viaggiano verso il bulbo olfattivo del cervello, dove si collegano con il sistema limbico. Il sistema limbico, noto anche come "cervello emotivo", regola l'umore, lo stress e la frequenza cardiaca.

Gli oli essenziali possono stimolare il sistema limbico attraverso:

1. Ridurre la tensione e l'ansia: molti oli essenziali hanno effetti rilassanti che ti aiutano a rilassarti.
2. Alleviare il dolore: alcuni oli essenziali, come l'eucalipto o la menta piperita, hanno caratteristiche analgesiche (antidolorifiche) che possono aiutare con il dolore muscolare.
3. Migliorare la circolazione: alcuni oli, come il rosmarino, possono aiutare ad aumentare il flusso sanguigno, favorendo il recupero muscolare.
4. Regolazione del sistema nervoso: oli come lavanda e camomilla possono aiutare a bilanciare il sistema nervoso e promuovere la tranquillità.

Gli oli possono essere utilizzati in vari modi, tra cui inalazione, applicazione topica (diluita con un olio vettore) e un bagno caldo. Di seguito, esamineremo alcuni degli oli essenziali più popolari per calmare il sistema nervoso e alleviare la tensione muscolare.

1. Olio essenziale di lavanda

La lavanda è uno degli oli essenziali più conosciuti per le sue potenti proprietà rilassanti e lenitive. Viene spesso utilizzato in aromaterapia per favorire il rilassamento, il sonno e la riduzione dello stress.

Vantaggi:

1. La lavanda è nota per le sue caratteristiche rilassanti, che la rendono una scelta ideale per calmare la mente e i muscoli.
2. Può aiutare con ansia, stress e depressione producendo calma e stabilità emotiva.
3. Allevia lo stress muscolare rilassando il corpo e riducendo la tensione nel collo, nelle spalle e nella schiena.
4. La lavanda contiene qualità antinfiammatorie che possono aiutare a calmare i muscoli doloranti e alleviare il disagio.

Come usare:

1. Inalazione: mettere qualche goccia di olio di lavanda in un diffusore e inalare profondamente. L'odore aiuterà a rilassare il sistema nervoso e a ridurre l'ansia.
2. Applicazione topica: diluire l'olio di lavanda con un olio vettore (come olio di cocco o di mandorle) e massaggiarlo delicatamente sui muscoli tesi o sui punti di tensione.
3. Bagno: versare 5-10 gocce di olio essenziale di lavanda in un bagno caldo per calmare il corpo e la mente.

2. Olio essenziale di menta piperita

La menta piperita è nota per le sue proprietà energizzanti e rinfrescanti, che la rendono ottima per alleviare la tensione muscolare e aumentare la circolazione. Questo olio essenziale è una scelta popolare per il trattamento del mal di testa e dello stress muscolare.

Vantaggi:

1. La menta piperita ha un effetto rinfrescante che può fornire un sollievo immediato ai muscoli rigidi e doloranti.
2. Contiene mentolo, che ha proprietà analgesiche (antidolorifiche), che lo rendono ideale per mal di testa da tensione, fastidio al collo e mal di schiena.
3. Migliora la circolazione aumentando il flusso sanguigno nelle aree di tensione, favorendo un recupero muscolare più rapido.
4. Il profumo tonificante della menta piperita può anche aiutare ad alleviare la stanchezza e aumentare l'attenzione.

Come usare:

1. Applicazione topica: diluire l'olio di menta piperita con olio vettore e applicarlo direttamente sui muscoli tesi o sulle tempie per alleviare il mal di testa da tensione. La sensazione di freddo aiuterà a rilassare i muscoli.
2. Inalazione: posizionare alcune gocce in un diffusore per creare un ambiente stimolante ed energetico, perfetto per alleviare la tensione e migliorare l'attenzione.
3. Impacco freddo: unisci alcune gocce di olio di menta piperita e acqua e applica su un impacco freddo. Applica l'impacco sui muscoli doloranti per maggiore comfort.

3. Olio essenziale di eucalipto

Un altro olio efficace per alleviare i muscoli è l'olio essenziale di eucalipto, che ha qualità antinfiammatorie e analgesiche. È particolarmente utile per le difficoltà respiratorie, ma può anche aiutare con la rigidità muscolare e la circolazione sanguigna.

Vantaggi:

1. L'eucalipto contiene forti effetti antinfiammatori che possono aiutare ad alleviare il gonfiore e l'irritazione dei muscoli e delle articolazioni doloranti.
2. Fornisce un effetto rinfrescante che può alleviare il disagio della rigidità muscolare.
3. L'olio è antispasmodico, il che significa che aiuta ad alleviare gli spasmi muscolari e la tensione, in particolare nella schiena, nel collo e nelle gambe.
4. L'olio essenziale di eucalipto aiuta a favorire la circolazione aumentando il flusso sanguigno nelle aree rigide o dolorose e accelerando il recupero muscolare.

Come usare:

1. Applicazione topica: mescolare l'olio di eucalipto con un olio vettore e massaggiarlo sui muscoli tesi, soprattutto nella parte bassa della schiena, nel collo e nelle spalle.

2. Inalazione: posizionare l'olio di eucalipto in un diffusore per liberare le vie respiratorie e indurre il rilassamento riducendo allo stesso tempo la tensione muscolare.
3. Bagno: aggiungere qualche goccia di olio di eucalipto a un bagno caldo per aiutare a rilassare il corpo e alleviare la rigidità muscolare.

4. Olio essenziale di camomilla

La camomilla, in particolare la camomilla romana, è ampiamente utilizzata in aromaterapia per i suoi effetti rilassanti, antinfiammatori e calmanti. Questo olio è ideale per ridurre lo stress, rilassare la mente e alleviare la tensione muscolare.

Vantaggi:

1. La camomilla è nota per i suoi effetti rilassanti sia sulla mente che sul corpo, che la rendono un ottimo antistress.
2. Contiene caratteristiche antinfiammatorie che possono aiutare ad alleviare la rigidità muscolare e lo stress, in particolare nel collo, nelle spalle e nella parte bassa della schiena.
3. La camomilla è anche utile per favorire un sonno migliore, necessario per la guarigione dei muscoli e la salute generale.

Come usare:

1. Inalazione: mettere qualche goccia di olio essenziale di camomilla in un diffusore per rilassare la mente e creare un'atmosfera tranquilla.
2. Applicazione topica: massaggiare l'olio di camomilla diluito sui muscoli doloranti o usarlo per alleviare lo stress del collo e delle spalle.
3. Bagno: l'aggiunta di olio di camomilla a un bagno caldo riduce la tensione muscolare e favorisce il rilassamento.

5. Olio essenziale di rosmarino

L'olio di rosmarino è comunemente usato per aumentare la circolazione, stimolare il sistema nervoso e alleviare il dolore. Il suo profumo esaltante e rinfrescante solleva l'umore alleviando la tensione muscolare.

Vantaggi:

1. L'olio di rosmarino favorisce la circolazione, che aiuta ad alleviare la tensione muscolare aumentando il flusso sanguigno nelle aree interessate.
2. Contiene qualità analgesiche, che lo rendono utile per alleviare il dolore e la sofferenza, in particolare la rigidità muscolare o i dolori articolari.
3. Il rosmarino agisce anche come rilassante muscolare, aiutando ad ammorbidire i muscoli tesi e rigidi.

Come usare:

1. Applicazione topica: combina olio di rosmarino e un olio vettore, quindi massaggialo sui muscoli tesi o sulle regioni doloranti. È particolarmente efficace per il fastidio alla parte bassa della schiena.
2. Inalazione: posizionare l'olio di rosmarino in un diffusore per un ambiente rinfrescante e tonificante che aiuta anche nel trattamento del dolore.
3. Bagno: aggiungere qualche goccia di olio di rosmarino a un bagno caldo per ridurre la tensione e aumentare la circolazione.

L'aromaterapia e l'uso degli oli essenziali forniscono una tecnica naturale ed efficace per rilassare il sistema nervoso e allentare la tensione muscolare. Gli individui possono migliorare notevolmente il loro senso di benessere utilizzando gli oli essenziali corretti, come la lavanda per il relax, la menta piperita per il trattamento del dolore, l'eucalipto per l'infiammazione, la camomilla per lo stress o il rosmarino per la circolazione. Questi oli possono essere usati per trattare il dolore cronico, la tensione muscolare e lo stress in vari modi, tra cui inalazioni, applicazioni topiche e bagni. Incorporare gli oli essenziali nella tua pratica quotidiana di cura di te stesso ti aiuterà a rilassarti, a recuperare i muscoli e a creare un'atmosfera tranquilla e indolore per la guarigione.

6. Massaggio e Automassaggio

Il massaggio è un approccio collaudato per abbassare la tensione muscolare, rilassare e calmare il sistema nervoso. Il massaggio, sia condotto da un massaggiatore professionista che a casa utilizzando tecniche di automassaggio, presenta numerosi vantaggi fisici e mentali.

Il massaggio agisce mirando ai tessuti molli del corpo, che comprendono muscoli, tendini e legamenti. Il massaggio migliora la circolazione sanguigna, allevia la tensione muscolare e stimola il rilascio di endorfine, le sostanze chimiche naturali antidolorifiche del corpo. L'applicazione di pressione su punti specifici o aree di tensione aiuta a sciogliere i nodi muscolari (punti trigger), a ridurre l'infiammazione e a ripristinare la corretta lunghezza muscolare, flessibilità e libertà di movimento.

Il massaggio non offre solo benefici fisici, ma ha anche un impatto significativo sul sistema nervoso. Il massaggio stimola il sistema nervoso parasimpatico (il sistema "riposa e digerisci"), che bilancia gli effetti del sistema nervoso simpatico (la reazione "lotta o fuga"). Ciò riduce lo stress, l'ansia e la sensazione di dolore, favorendo il rilassamento e il benessere.

I trattamenti di massaggio variano nell'approccio e nei vantaggi. Alcuni dei tipi più frequenti di massaggio terapeutico sono:

A. Massaggio svedese

Il massaggio svedese è uno dei tipi di massoterapia più popolari, riconosciuto per i suoi colpi morbidi e rilassanti. Implica movimenti di scorrimento prolungati, impastamenti, movimenti circolari e picchiettamenti. Il massaggio svedese è efficace per favorire il rilassamento generale, aumentare la circolazione e alleviare la tensione muscolare superficiale.

Il massaggio svedese può aiutare a rilassare i muscoli della schiena e dei fianchi comunemente colpiti dalla sciatica. È particolarmente efficace nell'alleviare la tensione nei muscoli glutei e nella parte bassa della schiena, che può contribuire ai sintomi della sciatica.

B. Massaggio dei tessuti profondi

Il massaggio dei tessuti profondi applica una pressione più forte ai livelli più profondi dei muscoli e del tessuto connettivo. Mira alle fibre e ai tessuti muscolari più profondi per alleviare la tensione muscolare cronica, le aderenze e i nodi muscolari.

Il massaggio dei tessuti profondi può aiutare chi soffre di sciatica o di lombalgia cronica rilasciando la rigidità dei muscoli profondi e della fascia che circonda il nervo sciatico. Affrontare gli squilibri e i limiti muscolari può aiutare ad alleviare la pressione sul nervo sciatico e aumentare la mobilità.

C. Rilascio miofasciale:

Il rilascio miofasciale è una tecnica per il trattamento della fascia, il tessuto connettivo che circonda muscoli, ossa e organi. Questa tecnica di massaggio utilizza una pressione prolungata e un leggero allungamento per alleviare la tensione e le limitazioni fasciali che possono causare disagio e rigidità muscolare.

La fascia stretta attorno alla parte bassa della schiena, ai fianchi e alle cosce può esacerbare la condizione. Il rilascio miofasciale si concentra su queste aree per diminuire la tensione e aumentare la flessibilità muscolare, che può ridurre la pressione sul nervo sciatico.

D. Terapia dei punti trigger:

La terapia dei punti trigger si concentra sulla localizzazione e sul rilassamento delle regioni tese e iperirritabili di un muscolo. Questi siti spesso riferiscono il dolore ad altre parti del corpo, provocando un ciclo di tensione e disagio.

Le persone con sciatica hanno spesso punti trigger nella parte bassa della schiena, nei fianchi e nelle gambe. La terapia dei punti trigger funziona fornendo una pressione diretta su questi punti, che aiuta a sciogliere i nodi muscolari e riduce il dolore riferito lungo il nervo sciatico.

E. Massaggio con pietre calde

Il massaggio con pietre calde utilizza pietre calde e lisce che vengono applicate sul corpo o utilizzate dal terapista come strumenti per il massaggio. Il calore delle pietre rilassa i muscoli e migliora la circolazione, mentre il peso delle pietre esercita una pressione più profonda.

Il calore delle pietre rilassa i muscoli tesi, mentre il peso delle pietre può esercitare una pressione più profonda per affrontare la tensione muscolare profonda, in particolare nella parte bassa della schiena e nei fianchi, che sono spesso colpiti dalla sciatica.

Benefici del massaggio

La massoterapia professionale è estremamente vantaggiosa, ma potrebbe non essere accessibile o poco costosa per tutti. Fortunatamente, l'automassaggio è una tecnica semplice ed economica per ridurre la tensione muscolare, alleviare il dolore e favorire il rilassamento nel comfort di casa propria. L'automassaggio ha diversi vantaggi significativi, tra cui:

1. Comodità e accessibilità: l'automassaggio può essere eseguito in qualsiasi momento, anche durante una pausa dal lavoro, dopo una lunga giornata o mentre si guarda la televisione. Non richiede appuntamento o viaggio, rendendolo un modo semplice per alleviare la tensione muscolare.

2. Aumento della consapevolezza corporea: l'automassaggio
    aiuta le persone a diventare più consapevoli del proprio corpo
    e a identificare le aree di tensione o disagio. Questa migliore
    consapevolezza corporea può aiutare a ridurre lo sforzo
    muscolare e consentire alle persone di adattare la propria
    postura e i propri schemi di movimento per evitare infortuni
    futuri.

3. Rapporto costo-efficacia: i trattamenti di massaggio
    professionali regolari possono essere costosi, ma
    l'automassaggio può offrire vantaggi equivalenti a un costo
    inferiore. Tutto ciò di cui hai bisogno sono strumenti semplici
    come palline da massaggio, rulli di schiuma o anche le tue
    stesse mani.

4. Empowerment e controllo: l'automassaggio consente alle
    persone di prendersi cura della propria salute e benessere.
    Consente ai pazienti di gestire attivamente il dolore e la
    sofferenza concentrandosi su specifici gruppi muscolari o
    punti trigger.

Tecniche di automassaggio

Ecco alcune eccellenti tecniche di automassaggio per abbassare
la tensione muscolare e alleviare il dolore, in particolare nelle
zone frequentemente colpite dalla sciatica:

❖ **Rotolamento della schiuma:** Il rotolamento della schiuma è un'efficace tecnica di automassaggio per le principali aree muscolari tra cui polpacci, cosce e parte bassa della schiena. Rotolare lentamente sul rullo di schiuma ti aiuterà a rilasciare la rigidità e a migliorare la flessibilità. Per la sciatica, il rotolamento della schiuma sulla parte bassa della schiena, sui muscoli posteriori della coscia e sui glutei può aiutare ad alleviare la tensione che potrebbe causare il disagio. Concentrati sulle regioni in cui la tensione e il disagio sono più evidenti. Rotola lentamente e fai una pausa sulle zone doloranti per 20-30 secondi per alleviare la tensione muscolare.

❖ **Massaggio con palline da tennis:** Per effettuare un automassaggio più mirato è possibile utilizzare una pallina da tennis. Posiziona la palla tra il corpo e una parete o il pavimento, quindi falla rotolare delicatamente sulle aree di tensione, tra cui la parte bassa della schiena, i glutei e la parte superiore delle cosce. Per la sciatica, quando il muscolo piriforme nella regione glutea si contrae, può causare un notevole dolore alla sciatica. Applica una leggera pressione sull'area del piriforme con una pallina da tennis per favorire il rilascio della tensione e alleviare la tensione sul nervo sciatico.

❖ **Massaggiatori portatili:** I massaggiatori portatili, come i massaggiatori a percussione o i dispositivi a vibrazione, possono aiutare ad alleviare lo stress in regioni specifiche. Gli individui possono modificare la pressione e la velocità al livello di comfort desiderato. Per alleviare la sciatica, utilizzare un massaggiatore portatile sulla parte bassa della schiena, sui fianchi e sulle cosce per rilassare la tensione muscolare. Le vibrazioni profonde possono raggiungere più in profondità i muscoli, riducendo gli spasmi e migliorando il flusso sanguigno.

❖ **Rilascio manuale del punto di attivazione:** Il rilascio manuale dei punti trigger implica l'applicazione di una pressione diretta su specifici nodi muscolari con le dita, i pollici o i gomiti. Applica pressione sul nodo per 20-30 secondi, quindi rilascia. Per la sciatica, concentrati sui glutei, sulla parte bassa della schiena e sulle cosce. Queste posizioni includono spesso punti trigger che possono portare alla sciatica. Applica una pressione costante sui nodi con il pollice o le dita, quindi rilascia lentamente.

Combinazione di massaggio e altre tecniche

L'automassaggio può essere utilizzato con altri trattamenti come stretching, terapia del calore ed esercizi di respirazione per fornire il massimo sollievo possibile. Ad esempio, dopo aver massaggiato un muscolo rigido, un leggero allungamento può aiutare ad allungare le fibre e indurre il rilassamento. Inoltre, combinando la respirazione profonda con il massaggio è possibile attivare il sistema nervoso parasimpatico, che migliora la risposta al rilassamento.

Il massaggio e l'automassaggio sono metodi efficaci per ridurre la tensione muscolare, alleviare il dolore e rilassare il sistema nervoso. Gli individui possono prendere il controllo della propria salute e ottenere sollievo da malattie come la sciatica imparando a conoscere i numerosi tipi di massaggio e adottando tecniche di automassaggio nella loro pratica quotidiana. Il massaggio regolare, eseguito da un professionista o a casa, aiuta a preservare la flessibilità muscolare, ad alleviare il dolore cronico e a migliorare il benessere generale.

Implementando queste pratiche nella vita quotidiana, le persone possono calmare con successo il proprio sistema nervoso e ridurre al minimo la tensione muscolare. Che si tratti di respirazione profonda, meditazione, stretching delicato o terapia del calore, ciascun metodo favorisce il rilassamento, riduce il disagio e ripristina un senso di benessere. L'applicazione coerente di queste strategie può aiutare le persone ad alleviare il dolore cronico, ridurre lo stress e recuperare il controllo del proprio corpo e della propria mente.

CAPITOLO 6: SVILUPPO DI UNA ROUTINE PERSONALIZZATA DI SOLLIEVO SCIATICA

Come Includere L'esercizio Fisico In Un Programma Giornaliero O Settimanale

Sviluppare un piano di esercizi giornaliero o settimanale è fondamentale per controllare la sciatica e aumentare la mobilità e la forza generale, in particolare per le persone che soffrono di dolore cronico. Tuttavia, al fine di ridurre al minimo i danni, garantire la coerenza e ottenere risultati a lungo termine, questo processo deve essere affrontato in modo sistematico.

1. Comprendere i tuoi obiettivi e bisogni

Il primo passo per creare un piano di fitness efficace è identificare i tuoi obiettivi. Chi soffre di sciatica cerca spesso sollievo dal dolore e una migliore mobilità. Ciò comporta la riduzione al minimo della compressione nervosa, il rafforzamento dei muscoli attorno alla colonna vertebrale e al bacino, l'aumento della flessibilità e il miglioramento dell'equilibrio.

Gli obiettivi di alcune persone potrebbero essere più specifici, come sviluppare la forza del core per sostenere la schiena o sviluppare flessibilità per alleviare i muscoli tesi. Per altri, potrebbe trattarsi di mantenere l'indipendenza complessiva ed evitare cadute. Comprendere i tuoi obiettivi specifici è fondamentale perché ti consente di dare priorità alle attività che produrranno i migliori risultati.

2. Determina il tuo livello di forma fisica

Prima di sviluppare una routine, dovresti esaminare il tuo attuale livello di forma fisica. La sciatica colpisce le persone in modo diverso; alcuni avvertono forti dolori, mentre altri avvertono solo un leggero disagio. Il tuo regime dovrebbe essere strutturato per venire incontro a te dove sei e cambiare man mano che cresci.

Se sei un principiante, inizia con attività leggere e a basso impatto che sviluppano flessibilità, forza ed equilibrio senza aggravare il dolore. Man mano che la tua forza e mobilità migliorano, puoi aumentare gradualmente l'intensità degli esercizi.

Per gli anziani o i principianti, esercizi come inclinazioni pelviche, sollevamenti dei polpacci in piedi e allungamenti moderati dei muscoli posteriori della coscia possono fungere da pietra angolare della vostra pratica. Se sei a un livello intermedio o avanzato, puoi utilizzare plank, wall squat e side plank per aumentare la forza e la stabilità.

3. Bilanciare diversi tipi di esercizi

Una routine efficace per la sciatica dovrebbe includere una varietà di esercizi che riguardano flessibilità, forza, equilibrio e rilassamento. Ecco come includere questi tipi di esercizi nella tua routine:

❖ *Esercizi di flessibilità:* Gli esercizi di flessibilità sono vitali per rilasciare la tensione muscolare, aumentare la mobilità e diminuire la pressione sul nervo sciatico. Gli allungamenti che colpiscono la parte bassa della schiena, i fianchi, i muscoli posteriori della coscia e i muscoli piriformi sono molto utili per la sciatica. Questi allungamenti dovrebbero essere eseguiti all'inizio e alla conclusione dell'allenamento o come parte di un leggero riscaldamento o defaticamento.

❖ *Esercizi di rafforzamento:* Rafforzare i muscoli del core, della schiena e delle gambe è fondamentale per sostenere la colonna vertebrale e alleviare il disagio sciatico. Muscoli forti migliorano la postura, alleviano la tensione sul nervo sciatico e forniscono un maggiore supporto generale del corpo. Gli esercizi di rafforzamento dovrebbero essere eseguiti 2-3 volte a settimana per aiutare a costruire e mantenere il tono muscolare senza sovraccaricare il corpo.

❖ *Esercizi di equilibrio:* Gli esercizi di equilibrio sono importanti, soprattutto per gli anziani, perché aiutano a ridurre le cadute e a migliorare la stabilità generale. Poiché la sciatica provoca spesso una diminuzione della mobilità e della coordinazione, concentrarsi sugli esercizi di equilibrio potrebbe aiutarti a ripristinare l'indipendenza e la sicurezza. Gli esercizi di equilibrio dovrebbero essere eseguiti 2-3 volte a settimana, aumentando gradualmente man mano che l'equilibrio migliora.

❖ *Tecniche di rilassamento e respirazione:* Le tecniche di rilassamento e respirazione sono talvolta trascurate, ma sono altrettanto importanti delle attività fisiche. Queste tecniche aiutano a gestire il dolore, ridurre la tensione muscolare e aumentare il benessere generale. Queste strategie possono essere utilizzate regolarmente o dopo ogni sessione di allenamento per aiutare nella riabilitazione e ridurre il disagio della sciatica.

4. Struttura la tua routine settimanale

Ora che hai compreso i numerosi tipi di allenamenti e le loro funzioni, il passo successivo è organizzarli in un regime settimanale fattibile. Puoi raggiungere questo obiettivo sviluppando un approccio specifico basato sui tuoi punti di forza e capacità; allo stesso modo, prova a organizzarli in sessioni. Nei giorni attivi, concentrati su uno o due tipi di esercizi per sessione, dando al tuo corpo il tempo di recuperare nel frattempo. Se si sviluppano disagio o stanchezza, limita l'intensità o la frequenza dei tuoi allenamenti. Ascolta il tuo corpo e progredisci alla tua velocità.

Includere esercizi nel tuo regime quotidiano o settimanale per alleviare la sciatica è un approccio efficace per gestire il dolore, aumentare la mobilità e ripristinare l'indipendenza. Incorporando esercizi di flessibilità, forza, equilibrio e rilassamento, puoi sviluppare un programma di salute completo e a lungo termine. Per ottenere vantaggi a lungo termine, inizia lentamente, ascolta il tuo corpo e aumenta gradualmente l'intensità. Con costanza, puoi alleviare con successo il dolore della sciatica e vivere una vita più attiva e indipendente.

Suggerimenti Per Stabilire Obiettivi Realistici E Monitorare I Progressi

Stabilire obiettivi ragionevoli e monitorare i progressi sono componenti fondamentali di qualsiasi programma di fitness, soprattutto quando si affrontano malattie come la sciatica. Per coloro che affrontano il dolore cronico, è fondamentale stabilire obiettivi che siano non solo raggiungibili ma anche motivanti e potenti. Una corretta pianificazione degli obiettivi ti mantiene motivato mentre il monitoraggio dei progressi ti consente di controllare i tuoi progressi e rimanere impegnato.

Ecco alcune linee guida per stabilire obiettivi realistici e monitorare il successo nel tuo percorso di guarigione dalla sciatica:

1. Comprendere l'importanza di obiettivi realistici

Prima di iniziare a stabilire degli obiettivi, dovresti capire perché devono essere realistici. Per le persone che soffrono di sciatica, l'obiettivo non è solo superare il dolore o fissare obiettivi irrealistici. Stabilire aspettative non realistiche può causare irritazione, disperazione e persino danni. L'obiettivo dovrebbe essere quello di aumentare progressivamente la flessibilità, la forza e la mobilità riducendo al minimo i sintomi.

Gli obiettivi realistici sono raggiungibili a breve termine e corrispondono ai tuoi obiettivi generali a lungo termine. Esaminano le tue attuali capacità, restrizioni e tempi di recupero. L'idea è quella di ottenere vittorie modeste lungo il percorso piuttosto che aspettarsi risultati immediati e spettacolari.

2. Suddividere gli obiettivi più grandi in passaggi più piccoli e gestibili

Quando si ha a che fare con la sciatica, è naturale sentirsi sopraffatti dalla prospettiva di un recupero importante. Tuttavia, è fondamentale suddividere gli obiettivi enormi in obiettivi più piccoli e più gestibili.

Invece di fissare un obiettivo generale come "Essere senza dolore in un mese", un approccio più pratico sarebbe quello di fissare obiettivi settimanali come:

"Completa esercizi di stretching per 15 minuti ogni giorno."
"Aumenta il numero di ripetizioni del mio esercizio di inclinazione pelvica."
"Riduci il livello di dolore di 2 punti su una scala da 1 a 10 dopo tre settimane di stretching costante."

Gli obiettivi più piccoli ti aiutano a rimanere motivato e concentrato fornendo continui promemoria del tuo lavoro, anche se l'obiettivo più grande sembra distante.

3. Utilizzare il quadro degli obiettivi SMART

Il quadro SMART è uno dei modi più efficaci per fissare obiettivi realistici. SMART sta per quanto segue:

Specifico: rendi il tuo obiettivo chiaro e conciso. Invece di dire "Voglio sentirmi meglio", scegli "Voglio aumentare la flessibilità della parte bassa della schiena e dei fianchi".
Misurabile: assicurati che il tuo obiettivo possa essere monitorato. Come il seguente: "Ridurrò il tempo necessario per eseguire i miei esercizi mattutini di 5 minuti in una settimana".
Raggiungibile: stabilisci un obiettivo che puoi raggiungere. Se camminare ti mette a disagio, non puntare a correre una maratona. Inizia con obiettivi realizzabili, come "Camminare per 10 minuti a giorni alterni".
Rilevante: l'obiettivo dovrebbe essere coerente con il tuo desiderio generale di maggiore salute o riduzione del dolore. Ad esempio, "aumentare la forza del core per sostenere la parte bassa della schiena e ridurre il dolore della sciatica" è direttamente correlato al sollievo della sciatica.
Limitato nel tempo: stabilire una sequenza temporale chiara. Invece di affermare "Voglio migliorare la mia postura", dì "Voglio migliorare la mia postura praticando esercizi specifici per 10 minuti ogni giorno per le prossime 4 settimane".

Il framework SMART può aiutarti a raggiungere obiettivi chiari, attuabili e raggiungibili.

4. Concentrarsi su obiettivi orientati al processo

È forte la tentazione di fissarsi sul risultato, ad esempio "Voglio essere completamente senza dolore in un mese", ma questo può portare alla frustrazione. Concentratevi invece su obiettivi orientati al processo, incentrati sui comportamenti o sulle abitudini che alla fine porteranno alla crescita.

Esempi di obiettivi orientati al processo sono:
"Allungherò i muscoli posteriori della coscia e la parte bassa della schiena ogni mattina per 10 minuti."
"Eseguirò 3 cicli di esercizi di rafforzamento del core prima di andare a letto."
"Mi concentrerò sulla respirazione profonda durante ogni sessione di allenamento per ridurre la tensione."

Concentrandosi sul processo piuttosto che sulla fine, è più probabile che si formino buone abitudini che aiutano nella riabilitazione a lungo termine e nella gestione del dolore.

5. Tieni traccia dei progressi regolarmente

Stabilire obiettivi e monitorare i progressi sono entrambi cruciali. È facile perdere la motivazione se non hai la sensazione di fare alcun progresso, ma monitorare i tuoi progressi mostra che anche i cambiamenti più piccoli sono evidenti. Il monitoraggio può aiutarti a rimanere motivato, individuare le tendenze e scoprire quali attività sono più efficaci.

Ecco come monitorare in modo efficace i tuoi progressi:

A. Tieni un diario:

Annotare le tue attività quotidiane, i livelli di disagio e come ti sentivi prima e dopo ogni sessione potrebbe fornire spunti utili. Documentazione:

Quali esercizi hai completato?
Quante ripetizioni o serie hai fatto?
Qualsiasi cambiamento evidente nel dolore o nella flessibilità

Questo diario può aiutarti a individuare le tendenze nel processo di recupero e ad apportare modifiche se qualcosa non funziona.

B. Utilizzare un rilevatore del dolore:

Monitorare i livelli di dolore nel tempo può fornirti un quadro chiaro dei tuoi progressi. Ogni giorno, valuta il tuo dolore da 1 a 10 prima e dopo l'attività. Ciò ti consente di vedere se gli allenamenti sono efficaci e se i tuoi livelli di dolore si stanno gradualmente riducendo.

C. Scattare fotografie o misurazioni:

Per alcune persone, il progresso visivo può essere un potente incentivo. Scatta regolarmente foto di te stesso e misura aree chiave come la flessibilità dei muscoli posteriori della coscia, l'ampiezza di movimento della parte bassa della schiena e i cambiamenti di postura. Un confronto tra immagini o misurazioni prima e dopo può essere estremamente utile per creare fiducia.

D. Celebrare le piccole vittorie:

Festeggia quando raggiungi un piccolo traguardo! Che si tratti di aumentare il numero di ripetizioni o di fare stretching per altri 5 minuti, riconoscere i tuoi progressi aumenta la motivazione e mantiene l'abitudine alla costanza.

6. Modifica gli obiettivi in base ai progressi

Mentre monitori il tuo successo, sii disposto a cambiare i tuoi obiettivi. Alcuni obiettivi potrebbero sembrare eccessivamente ambiziosi, mentre altri potrebbero sembrare troppo semplici. Non esitare a rivalutare e modificare i tuoi obiettivi in base a come ti senti.

Ad esempio, se il tuo obiettivo era fare stretching per 10 minuti ogni giorno ma hai osservato un aumento della flessibilità, puoi estendere il tempo di stretching a 15 minuti o incorporare ulteriori allungamenti nella tua routine. Se hai difficoltà a completare gli esercizi, puoi fare marcia indietro e modificare i tuoi obiettivi per adattarli alle tue capacità attuali.

7. Cerca una guida professionale

Lavorare con un fisioterapista o un allenatore specializzato nella riabilitazione dagli infortuni può aiutarti a stabilire obiettivi realistici per il trattamento della sciatica. Uno specialista può valutare le tue attuali capacità, offrirti allenamenti adeguati e aiutarti a evitare errori frequenti che potrebbero aggravare la tua malattia.

Possono anche aiutarti a creare una tecnica di definizione degli obiettivi più personalizzata ed efficace.

8. Sii paziente e gentile con te stesso

Il recupero dalla sciatica è spesso un processo lento, con frequenti battute d'arresto. È fondamentale essere pazienti con te stesso e comprendere che i progressi potrebbero richiedere tempo. Non scoraggiarti se non raggiungi subito i tuoi obiettivi: questo fa parte del processo di guarigione. La chiave è mantenere la coerenza e modificare le tue aspettative in base ai progressi del recupero.

Stabilire obiettivi realistici e monitorare i progressi sono elementi critici nel trattamento della sciatica. Puoi mantenere un senso di successo e motivazione suddividendo gli obiettivi principali in compiti più piccoli e gestibili, concentrandoti sul processo e riconoscendo anche le vittorie minori. Documentare regolarmente i livelli di dolore, i regimi di stretching e i traguardi raggiunti ti assicura di essere sulla strada giusta verso il recupero. Soprattutto, sii paziente e adattabile nel tuo approccio; col tempo, noterai che uno sforzo persistente e una saggia definizione degli obiettivi possono fare una grande differenza nel controllare il dolore della sciatica e nel migliorare la qualità della vita.

Modifica Delle Routine In Base Ai Livelli Di Dolore E Ai Miglioramenti

Quando si affronta il dolore della sciatica, è fondamentale personalizzare i programmi di allenamento in base al livello e alla progressione del dolore di ciascun individuo. La sciatica è un disturbo che può causare una vasta gamma di sintomi, da dolori lievi a dolori forti. Imparare come modificare le routine in base ai livelli di dolore e ai progressi è fondamentale per gestire correttamente la sciatica attraverso l'esercizio. Questo metodo non solo promuove una guarigione sicura, ma garantisce anche che le attività continuino ad essere efficaci senza aumentare i sintomi.

Prima di approfondire come modificare le attività, è fondamentale capire come cambiano i livelli di dolore e come dovrebbero influenzare le scelte degli esercizi.

1. Il dolore lieve è spesso descritto come un dolore sordo o un lieve disagio. È accettabile durante lo spostamento e non può interferire con le normali attività. Le persone con disagio lieve di solito possono svolgere la maggior parte delle attività senza difficoltà, tuttavia dovrebbero prestare attenzione ai loro movimenti per evitare di esacerbare la malattia.

2. Il disagio moderato può sembrare più acuto o più costante, rendendo dolorosi alcuni movimenti. Può causare

oppressione alla parte bassa della schiena, alle gambe o ai fianchi, che può impedire la mobilità. L'esercizio fisico può ancora essere utile in questa fase, ma richiede maggiore cautela e può comportare un miglioramento più lento. Modificare le attività per adattarsi ai livelli di dolore è fondamentale.

3. Il dolore grave della sciatica è forte e spesso invalidante, rendendo difficili anche le attività più elementari. Piegarsi, torcersi e sedersi possono esacerbare i sintomi in questo momento. Concentrati su movimenti lievi, allungamenti ed esercizi di rafforzamento per alleviare la tensione del nervo sciatico. Durante questo periodo dovrebbero essere evitati esercizi ad alta intensità o faticosi.

Come personalizzare gli esercizi in base al livello di dolore

Adattare gli esercizi ai livelli di dolore implica determinare quando adattarsi, ridurre l'intensità o interrompere. Ecco alcune linee guida per aiutarti in questo processo:

Per il dolore lieve:

Gli individui che avvertono un dolore modesto di solito possono eseguire la maggior parte degli allenamenti. Tuttavia, è fondamentale monitorare la risposta del corpo, poiché alcune attività possono produrre un disagio temporaneo.

❖ Se il dolore è gestibile, ora è il momento di lavorare su forza e flessibilità. Esercizi come inclinazioni pelviche, mezzi crunch e allungamenti moderati sono utili a questo punto. Cerca di aumentare progressivamente il numero di ripetizioni o la lunghezza.

❖ Esercizi che rafforzano il core, la parte bassa della schiena e le gambe aiuteranno a sostenere la colonna vertebrale e ad alleviare la tensione sul nervo sciatico. È fondamentale evitare sforzi eccessivi; se il dolore persiste dopo un'attività, diminuire l'intensità per la sessione successiva.

❖ Sebbene esercizi come gli squat al muro e i ponti siano ottimi per il rafforzamento, assicurati che i tuoi movimenti siano moderati e controllati. Movimenti improvvisi e bruschi potrebbero peggiorare il dolore della sciatica.

Per il dolore moderato:

A questo punto, è fondamentale essere molto cauti con gli esercizi, concentrandosi su strategie che non affaticano il corpo. L'obiettivo dovrebbe essere quello di ridurre la pressione sul nervo sciatico aumentando allo stesso tempo la circolazione, la flessibilità e l'impegno muscolare.

❖ Invece di eseguire ripetizioni complete, riduci il raggio d'azione o esegui meno ripetizioni. I sollevamenti dei polpacci in piedi, ad esempio, possono essere eseguiti con un range di movimento limitato o solo con sollevamenti parziali per evitare sforzi eccessivi o peggioramento del dolore.

❖ La sciatica è spesso associata a rigidità dell'anca e della parte bassa della schiena. Gli allungamenti come quelli dal ginocchio alla spalla opposta, il piriforme e i tendini del ginocchio possono aiutare il rilascio dei muscoli tesi senza sovraccaricarli. Per evitare sforzi muscolari, pratica questi allungamenti con attenzione e mantieni la posizione per 15-30 secondi ciascuno.

❖ Sedie o pareti possono fornire supporto durante gli allenamenti come stare in piedi su una gamba o eseguire il rapimento dell'anca. Ciò diminuisce il pericolo di problemi di equilibrio pur offrendo i benefici dell'allenamento muscolare.

Per il dolore forte:

Il forte dolore alla sciatica richiede estrema cautela. Gli esercizi dovrebbero essere a bassa intensità, con particolare attenzione al recupero della mobilità e alla riduzione dell'infiammazione piuttosto che all'aumento della forza. L'obiettivo in questa fase è alleviare il disagio e aumentare la mobilità con movimenti lievi e a basso impatto.

❖ Esercizi come le posizioni del gatto-mucca, la posa del bambino e le rotazioni della parte bassa della schiena sono eccellenti per alleviare la tensione senza stressare il corpo. Dovrebbero essere eseguiti con cautela ed evitati se qualsiasi movimento produce dolore intenso.

❖ Le tecniche di respirazione profonda (come la respirazione diaframmatica) possono aiutare ad alleviare il dolore e indurre la calma. Gli esercizi di respirazione aiutano a ridurre al minimo lo stress, che può peggiorare la tensione muscolare, alleviando così il dolore della sciatica.

❖ In questa fase sono preferibili sessioni più brevi e più frequenti rispetto ad allenamenti più lunghi e intensivi. Per migliorare progressivamente la flessibilità e diminuire la tensione, esegui 5-10 minuti di facili esercizi di stretching o rilassamento più volte al giorno.

❖ Esercizi come sdraiarsi o rilassarsi in posizioni supportate potrebbero aiutare ad alleviare la tensione nella parte bassa della schiena. Se eseguiti correttamente, esercizi come gli allungamenti dei muscoli posteriori della coscia o gli esercizi per l'apertura dell'anca potrebbero essere efficaci.

Come adattare gli esercizi man mano che si verificano miglioramenti

Man mano che il dolore migliora nel tempo, le persone possono aumentare gradualmente l'intensità e la complessità dei loro esercizi. Questo progresso dovrebbe continuare a dare priorità alla sicurezza ed essere graduale per ridurre al minimo gli infortuni.

1. Aumento graduale dell'intensità: man mano che il disagio diminuisce, includere gradualmente esercizi precedentemente evitati. Inizia eseguendoli con un range di movimento limitato o meno ripetizioni, aumentando gradualmente man mano che aumentano il comfort e la forza. Ad esempio, quando l'individuo acquisisce sicurezza, può passare da crunch parziali a crunch completi o da plank modificati a plank standard.

2. Incorporare esercizi di rafforzamento: esercizi di rafforzamento del core e della parte inferiore del corpo dovrebbero essere aggiunti al piano man mano che la flessibilità e la mobilità migliorano. Ponti, plank laterali e squat al muro sono ottimi esercizi per rafforzare i muscoli che sostengono la colonna vertebrale. Esercizi di rafforzamento come l'allungamento dei glutei e il sollevamento della gamba dritta possono aiutare a ridurre al minimo l'irritazione del nervo sciatico, migliorando allo stesso tempo la postura e la stabilità.

3. Utilizza il monitoraggio dei progressi: monitora regolarmente il disagio, la mobilità e i miglioramenti della forza. Le routine dovrebbero essere adattate al variare delle circostanze. Se si nota un netto miglioramento, gli esercizi possono essere aumentati in intensità o durata. Documentare i progressi aiuta anche a motivare le persone ricordando loro i progressi compiuti e i vantaggi del duro lavoro.

4. Rivalutare e adattare periodicamente: è fondamentale rivalutare regolarmente il livello di dolore e modificare il regime secondo necessità. Solo perché ci sono stati miglioramenti non esclude la possibilità di nuovi dolori. Un programma troppo severo in un dato momento può causare una riacutizzazione, quindi sii adattabile e cambia di conseguenza.

Adattare gli esercizi per la cura della sciatica in base ai livelli di dolore e ai progressi è un processo dinamico che richiede una comprensione approfondita della reazione del corpo al movimento. Gli individui possono sviluppare un regime di esercizi che non solo allevia la sciatica ma promuove anche la salute e l'indipendenza a lungo termine valutando il dolore, modificando l'intensità e aumentando progressivamente la difficoltà man mano che si fanno progressi. Con uno sforzo costante e un adeguato adattamento, le persone che soffrono di sciatica possono ripristinare la mobilità e ridurre la dipendenza dagli antidolorifici, migliorando in definitiva la qualità della vita.

CONCLUSIONE

La sciatica può essere un disturbo molto doloroso e restrittivo, ma non deve controllare la tua vita. Con gli allenamenti e le routine appropriati, non solo puoi curare il dolore della sciatica ma anche migliorare la mobilità, la flessibilità e la forza. Le tecniche descritte in questo libro forniscono un approccio realistico e accessibile alla gestione della sciatica, in particolare per i principianti e gli anziani, così puoi iniziare immediatamente il tuo viaggio verso il sollievo e il recupero.

Ora dovresti essere in grado di identificare le cause e i sintomi della sciatica. La chiave per superare la sciatica, causata da un'ernia del disco, da una stenosi spinale o da muscoli tesi, è riconoscere il valore di esercizi mirati che rafforzano e allungano i muscoli che sostengono la parte bassa della schiena, i fianchi e le gambe. Incorporare questi esercizi nella tua routine quotidiana non solo può alleviare il dolore, ma anche impedirne il ripetersi.

Una delle idee più essenziali contenute in questo libro è che l'esercizio fisico è molto più di un semplice trattamento del dolore; migliora anche il benessere generale. Mantenere un programma di allenamenti modesto e sicuro, soprattutto per gli anziani, può migliorare considerevolmente la mobilità e l'indipendenza e ridurre il rischio di cadute. La capacità di svolgere le attività quotidiane con meno dolore, o addirittura senza dolore, ripristina un senso di controllo e indipendenza.

Quando si ha a che fare con la sciatica, è fondamentale capire che il sollievo non arriverà dall'oggi al domani. Pazienza e tenacia sono essenziali e riconoscere che la riabilitazione è un processo lungo ti aiuterà a raggiungere un successo a lungo termine. Gli esercizi contenuti in questo libro sono stati accuratamente selezionati per fornire un inizio delicato alla terapia della sciatica. Si concentrano sul rafforzamento del core, sull'aumento della flessibilità e sull'estensione dei muscoli che circondano la colonna vertebrale, i fianchi e le gambe. Ciò garantisce che gli esercizi siano mirati alle principali aree responsabili del dolore alla sciatica pur essendo accessibili a coloro che hanno appena iniziato il loro percorso verso il sollievo.

Le attività di riscaldamento delicato sono molto utili per preparare il corpo a movimenti più specifici. Il riscaldamento aiuta ad attivare i muscoli, migliorare la circolazione e ridurre il rischio di lesioni. Prendersi il tempo per riscaldarsi prima di iniziare l'allenamento e rinfrescarsi dopo è fondamentale per il trattamento della sciatica.

Quando implementi questi esercizi nel tuo regime, vedrai cambiamenti non solo nella tua mobilità ma anche nella tua forza e flessibilità generali. Un nucleo forte è essenziale per sostenere la colonna vertebrale e alleviare la tensione sul nervo sciatico. Gli esercizi fondamentali consigliati in questo libro, come inclinazioni pelviche, mezzi crunch e plank, ti aiuteranno a sviluppare la potenza muscolare necessaria per sostenere la parte bassa della schiena.

Esercizi come il rapimento dell'anca, lo stretching a conchiglia e gli allungamenti dei muscoli posteriori della coscia alleviano la rigidità muscolare che potrebbe portare alla sciatica. La rigidità muscolare, soprattutto nei glutei, nei muscoli posteriori della coscia e nella parte bassa della schiena, può comprimere il nervo sciatico ed esacerbare il disagio. Lo stretching regolare di queste aree aiuterà a migliorare la mobilità e ad alleviare la pressione sui nervi, alleviando quindi il dolore e il disagio.

Affrontando le cause alla base della sciatica con questi esercizi specifici, non solo puoi alleviare il dolore ma anche evitare future riacutizzazioni. Rafforzare i muscoli che sostengono la colonna vertebrale e i fianchi offre una solida base per la stabilità e riduce la probabilità di compressione dei nervi. Lo stretching aumenta anche la flessibilità necessaria per mantenere una postura adeguata, riducendo così lo stress sul nervo sciatico.

Una delle cose più importanti che puoi fare per te stesso è sviluppare un programma specifico per alleviare la sciatica. Nel capitolo 6 abbiamo parlato di come personalizzare la routine degli esercizi per soddisfare le vostre esigenze specifiche, i vostri livelli di dolore e i vostri obiettivi. Gli esercizi contenuti in questo libro sono abbastanza versatili da poter essere adattati a principianti, anziani o persone con diversi livelli di forma fisica. Sia che tu inizi da un luogo di forte dolore o desideri semplicemente gestire riacutizzazioni occasionali, l'idea è di iniziare in modo graduale e aumentare gradualmente l'intensità man mano che il tuo corpo si adatta ai movimenti.

Monitorare il tuo sviluppo è importante anche perché ti consente di osservare come stai migliorando nel tempo. Potrebbe essere facile come notare quanto meno disagio provi dopo l'allenamento o quanta più mobilità hai. Questi modesti trionfi fungeranno da incoraggiamento a restare fedeli alla tua routine, soprattutto quando il disagio sembra opprimente. La costanza negli esercizi, combinata con pazienza e perseveranza, produrrà i benefici a lungo termine che cerchi.

Il dolore è fondamentale per ricordare che la sciatica può essere una condizione ricorrente, in particolare se il dolore è causato da un problema strutturale come un'ernia del disco. In tali circostanze, è fondamentale rimanere proattivi nel trattamento della malattia. L'esercizio fisico regolare, combinato con una postura corretta, la meccanica del corpo e forse altre terapie complementari come il massaggio o la terapia fisica, possono aiutarti a rimanere senza sintomi.

È fondamentale essere consapevoli di come il proprio corpo risponde a movimenti specifici. Se avverti un notevole aumento del dolore o del disagio, dovresti riconsiderare il tuo regime e consultare un medico. Il sollievo dalla sciatica è una procedura completa che include sia l'attività che il prestare molta attenzione a come funziona il tuo corpo.

Sebbene l'esercizio fisico sia un aspetto importante per controllare la sciatica, dovresti anche valutare in che modo altre variabili dello stile di vita influenzano il dolore e il recupero. Mantenere un peso sano, evitare di stare seduti a lungo e mantenere una postura corretta possono aiutare a prevenire lo sforzo sulla parte bassa della schiena e sul nervo sciatico. Semplici modifiche, come alzarsi più spesso, utilizzare mobili ergonomici o modificare la postura durante il sonno, possono avere un impatto significativo sulla salute generale.

È anche fondamentale essere consapevoli di come lo stress e la tensione potrebbero aggravare la sciatica. Incorporare tecniche di rilassamento nella routine quotidiana, come esercizi di respirazione profonda o meditazione, non solo può aiutarti a gestire il disagio, ma migliorerà anche la salute mentale e il recupero.

Per riassumere, il sollievo dalla sciatica è un processo che richiede pazienza, coerenza e la tecnica appropriata. Gli esercizi e le strategie descritti in questo libro forniscono una soluzione completa e ragionevole per alleviare il dolore cronico della sciatica e aumentare la mobilità. Che tu sia un principiante, un anziano o un malato di sciatica a lungo termine, c'è speranza di guarire.

Prendendoti cura della tua sciatica con questi esercizi moderati e una routine specifica, stai facendo un investimento significativo nella tua salute e nel tuo benessere. Ricorda che la strada verso una vita senza dolore è a portata di mano e, con pazienza e perseveranza, puoi riconquistare la libertà e la qualità della vita che la sciatica potrebbe averti portato via.

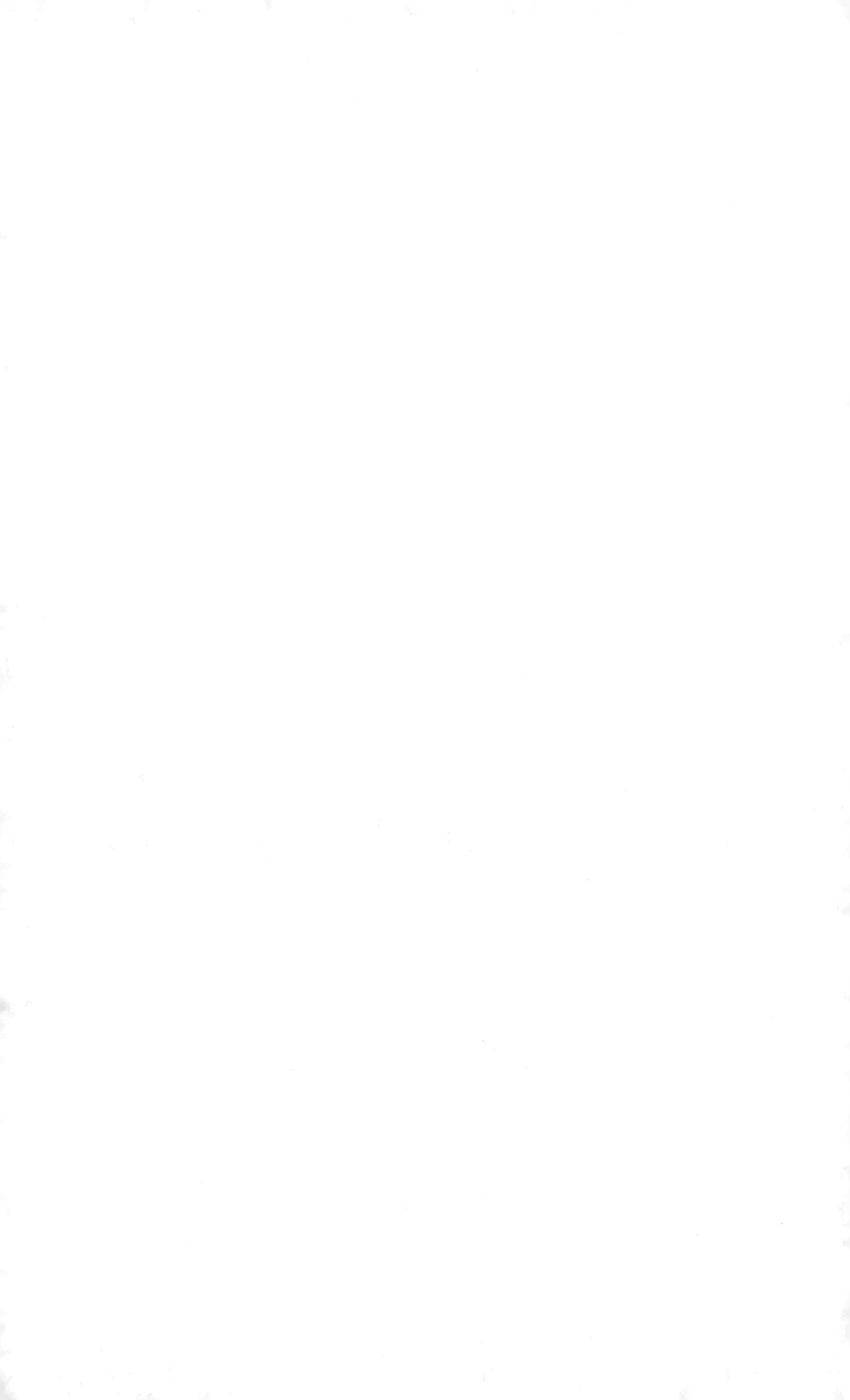

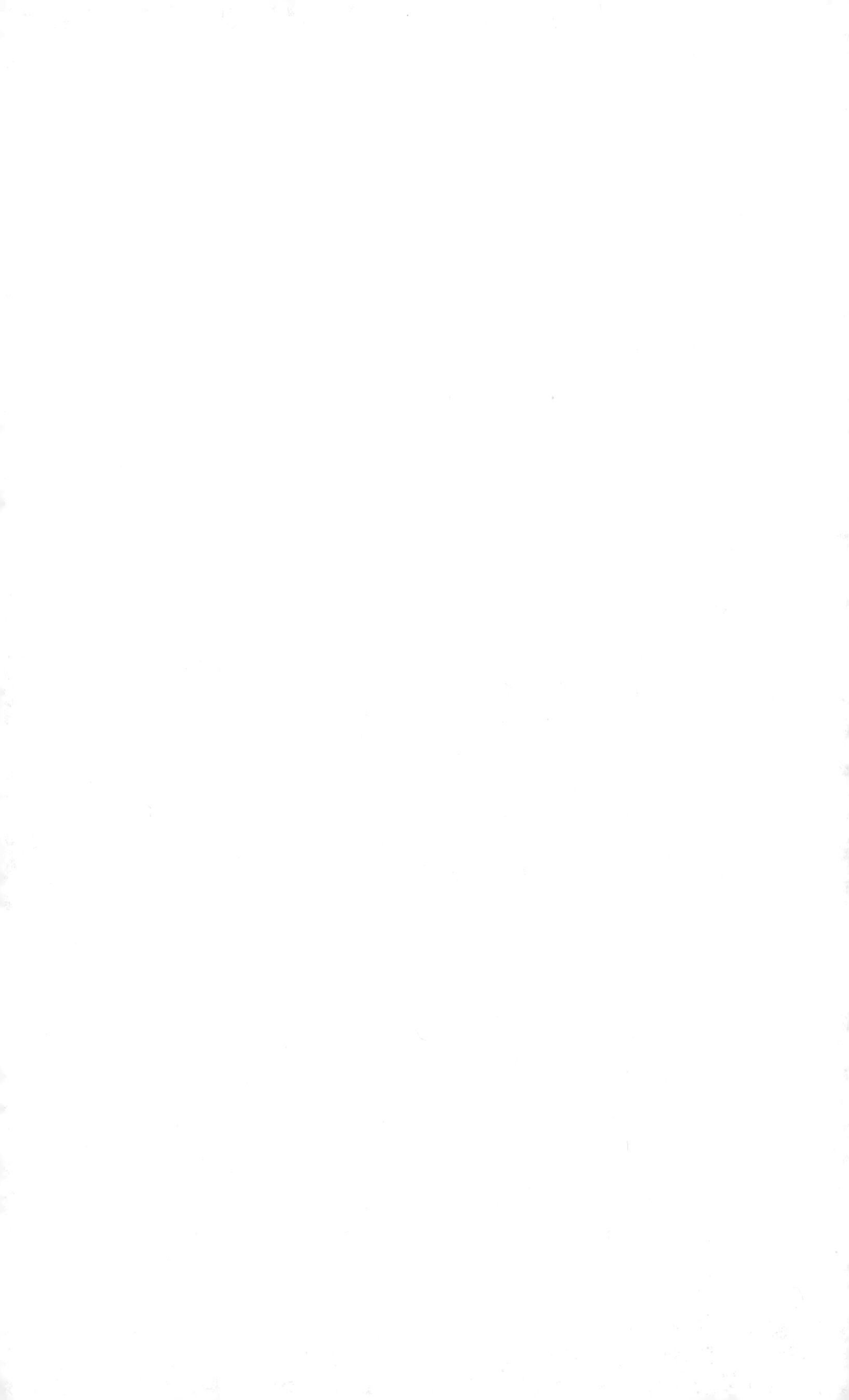